衣食住行养身养心　随手查系列　实用新知一查就会

常见病吃什么禁吃什么

CHANGJIANBING
CHISHENME JINSHENME
SUISHOUCHA

随手查

张拓伟 编著

上海科学普及出版社

图书在版编目（CIP）数据

常见病吃什么禁什么随手查 / 张拓伟编著. -- 上海：上海科学普及出版社，2015.2

ISBN 978-7-5427-6269-6

Ⅰ.①常… Ⅱ.①张… Ⅲ.①常见病－食物疗法 Ⅳ.①R247.1

中国版本图书馆CIP数据核字（2014）第235213号

责任编辑 张 帆

常见病吃什么禁什么随手查

张拓伟 编著

上海科学普及出版社出版发行

（上海中山北路832号 邮政编码 200070）

http://www.pspsh.com

各地新华书店经销 北京鑫富华彩色印刷有限公司
开本 787×1092 1/32 印张 10 字数 140千字
2015年2月第1版 2015年2月第1次印刷

ISBN 978-7-5427-6269-6 定价：24.80元
本书凡印刷、装订错误可随时向承印厂调换 010-62967135

目 录
CONTENTS

防病保健必需营养素 / 1

蛋白质 / 1

膳食纤维 / 2

维生素A / 4

维生素B_1 / 5

维生素B_2 / 7

维生素B_6 / 9

维生素C / 10

维生素D / 12

维生素E / 13

钙 / 14

铁 / 16

Part 1
建立防病养生的饮食理念

养成良好饮食习惯,预防疾病的发生 / 20

少吃糖 / 20

少吃油 / 20

控制吃盐量 / 20

多吃富含膳食纤维的食物 / 21

杜绝"垃圾食品"／22

饮食要清淡／22

每天早餐不可少／23

每餐只吃七分饱／23

经常变换食用油／24

戒烟少酒／24

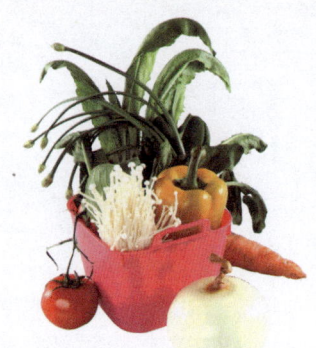

学会食物搭配巧防病／25

宜忌搭配／25

粗细搭配／26

荤素搭配／26

酸碱搭配／27

冷热搭配／27

注意饮食卫生，警惕饮食误区／29

饭前洗洗脸和嘴／29

卫生纸不能代替餐巾纸／29

油漆筷子不要用／30

不要直接用手抓食物／30

防病需知的食物选购、储存与加工技巧／31

常见食物的选购技巧／31

常见食物的储存禁忌／36

常见食物的加工技巧／41

Part 2
常见病日常养生饮食宜与忌

心脑血管病症 / 48
高血压 / 48
低血压 / 52
冠心病 / 54
脑梗死 / 56
脑卒中 / 58
心肌炎 / 60
心肌梗死 / 62

呼吸系统病症 / 64
感冒 / 64
支气管炎 / 68
哮喘 / 70
肺气肿 / 74
肺炎 / 76

消化系统病症 / 78
胀气 / 78
消化不良 / 80
慢性胃炎 / 84
胃及十二指肠溃疡 / 86

结肠炎 / 88
腹泻 / 90
痢疾 / 94
痔疮 / 96

泌尿系统病症 / 98
尿路感染 / 98
尿频 / 102
肾结石 / 104
膀胱结石 / 106
肾炎 / 108
尿毒症 / 112

骨科病症 / 114
骨质疏松 / 114
骨刺 / 118
骨折 / 120

五官科病症 / 124
口腔溃疡 / 124
扁桃体炎 / 128
咽喉炎 / 130

牙痛 / 132
龋病 / 134
牙周炎 / 136
鼻炎 / 138
干眼症 / 140
近视 / 142
老花眼 / 144
青光眼 / 146
夜盲症 / 148
结膜炎 / 150
白内障 / 152
中耳炎 / 154

皮肤科病症 / 158

湿疹 / 158
荨麻疹 / 162
皮肤过敏 / 164
皮炎 / 166
痤疮 / 168

神经系统及精神病症 / 170

偏头痛 / 170
三叉神经痛 / 172
神经衰弱 / 174

坐骨神经痛 / 178
癔症 / 180
阿尔茨海默病 / 182
帕金森病 / 184

男科病症 / 186

阳痿 / 186
早泄 / 190
前列腺增生 / 192
精液异常症 / 194

妇科疾病 / 196

阴道炎 / 196
宫颈炎 / 198
盆腔炎 / 200
闭经 / 202
痛经 / 204
月经不调 / 206
子宫肌瘤 / 208
子宫脱垂 / 210

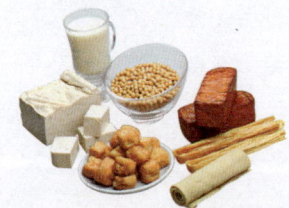

不孕症 / 212
更年期综合征 / 214

儿科疾病 / 218

湿疹 / 218
小儿麻疹 / 220
小儿水痘 / 224
百日咳 / 228
小儿腹泻 / 230
小儿遗尿症 / 232
小儿猩红热 / 234

其他疾病 / 236

贫血 / 236

疲劳综合征 / 240

疲劳 / 240
食欲减退 / 242
便秘 / 244
精神抑郁 / 246
失眠 / 248
健忘 / 252
耳鸣 / 254

Part 3
不同人群生活饮食上的宜与忌

不同职业饮食宜忌 / 258

脑力劳动者 / 258
体力劳动者 / 260
高温工作者 / 262
低温工作者 / 264
运动量偏大者 / 266
熬夜加班者 / 268
久坐族 / 270
久站族 / 272
常接触放射性物质者 / 274
与粉尘接触密切者 / 276

特殊人群饮食宜忌 / 278

孕妇 / 278
产妇 / 280
婴幼儿 / 284
老年人 / 286

爱美达人饮食宜忌 / 288

美白淡斑 / 288

美颜润肤 / 290

亮眼明眸 / 292

美胸丰胸 / 294

减肥瘦身 / 296

Part 4
日常养生与饮食的宜与忌

传统养生的饮食宜忌 / 300

清热解表 / 300

生津润燥 / 302

益气补血 / 304

滋阴壮阳 / 306

健脾开胃 / 308

养心安神 / 310

附录　营养缺乏补给表 / 312

编者公告

本书旨在为广大读者提供健康饮食的指导，并非医疗手册。本书所提供的信息是帮助读者养成科学、健康的饮食习惯，而不是代替医生开治疗处方。如果您怀疑自己身患疾病，建议您及时到医院接受必要的治疗。

防病保健必需营养素

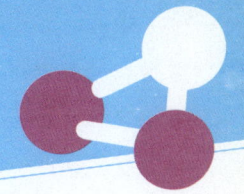

蛋白质

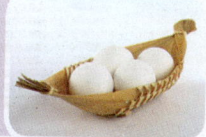

蛋白质是身体内不可缺少的营养素,头发、指甲、皮肤及肌肉组织几乎完全是由蛋白质构成的。而且凡是活的细胞都需要蛋白质作为它们的架构,生物体一旦缺少了蛋白质就无法生存,并且人的身体内除了水之外,最大的组成成分便是蛋白质。

建议每天摄取量

一般情况下,正常成年人每天摄入60~80克的蛋白质即可满足需求,但对于一些特殊人群,如儿童、孕妇、糖尿病患者、高血压病患者等还需要根据个人体质具体问题具体分析。

主要食物来源

含蛋白质最丰富的食物来源有蛋清、奶酪、牛排、猪肉、肝脏、坚果、豆类、谷类、家禽及鱼类等食物。一般来说，鱼、禽肉、蛋、畜肉、奶及乳制品等动物性食物中的动物蛋白质量好，但同时也富含饱和脂肪酸和胆固醇。

营养素不足或过量有何表现

营养素不足

如果身体缺乏蛋白质，就可能会贫血、肌肉没有弹性及身体抵抗力减弱。同时，血浆蛋白的量也会减少，以致组织内不需要的液体无法排出而储积在体内，最后就会导致下肢水肿。

营养素过量

一般情况下，过量摄取蛋白质被转换为脂肪储存在体内，会加重肾脏的代谢负担，还容易引起骨质疏松。

膳食纤维

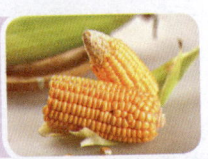

膳食纤维是健康饮食不可缺少的一部分，它在保持消化系统健康中扮演着重要的角色。膳食纤维可清洁消化壁，增强消化功能，保护脆弱的消化道和预防结肠癌，还能减缓消化速度和加速排泄胆固醇，降低餐后血糖的黏度，使小肠内单糖运转速度放慢，可降

低血糖升高的幅度，同时提高胰岛素的敏感性。

建议每天摄取量

中国营养学会建议，膳食纤维的摄入量成人为30克/日，但每日热量摄入少于10032千焦（2400千卡）时可适当减少膳食纤维的摄入量。

主要食物来源

糙米和胚芽精米，以及玉米、小米、大麦、小麦皮（米糠）、麦粉（黑面包的材料）等粗粮，杂粮中膳食纤维含量较为丰富。此外，豆类、根菜类和海藻类中膳食纤维含量较多，如牛蒡、胡萝卜、四季豆、红小豆、豌豆、薯类、裙带菜等。另外，蔬菜、水果也是膳食纤维的重要来源。

营养素不足或过量有何表现

营养素不足

摄入的膳食纤维不足，就会使肠胃的消化动力不足，从而使粪便在大肠内停留时间过长，最终引发习惯性便秘，甚至诱发肠癌。

营养素过量

过多地摄食膳食纤维会导致腹部不适，如增加肠蠕动和增加产气量，影响其他营养素如蛋白质的消化和钙、铁的吸收。

维生素A

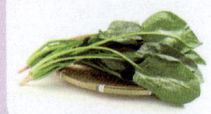

维生素A对人体有多种重要功能，尤其是对眼睛有明显保健作用，此外，维生素A还能保护上皮组织，维持皮肤、上皮黏膜及头发的健康，防止皮肤干燥剥落，维持鼻、喉及肺等黏膜的健康，保持组织和器官表层正常运作，预防呼吸道感染；还能降低感染性疾病的致病率及病死率，并能预防癌变。

建议每天摄取量

◎ 一般成年男性每日摄入800微克即可，女性每日摄入700微克即可。

◎ 孕妇要特别注意用量，怀孕初期，不建议增加摄取量；怀孕中、后期推荐摄入量为850微克。

主要食物来源

维生素A的来源主要有两类：一类是来自于动物性食物，能直接被人体利用的维生素A_1和维生素A_2（视黄醛），维生素A_1存在于哺乳动物及咸水鱼的肝脏中，维生素A_2存在于淡水鱼的肝脏中；另一类是维生素A原，即具有维生素A所有功能的β胡萝卜素，其存在于植物性食物中，含量较丰富的有菠菜、苜蓿、豌豆苗、甘薯、胡萝卜、青椒、南瓜、葡萄等。

营养素不足或过量有何表现

营养素不足

缺乏维生素A会引起干眼症。严重缺乏时还会降低眼睛对黑暗的适应能力，导致夜盲症。维生素A的缺乏还会使呼吸道、消化道、泌尿道等的抗病能力降低，从而使人易感染支气管炎、肺炎、中耳炎、膀胱炎及尿石症等。

营养素过量

通过动物性食物摄取的维生素A如果过量，会有疲劳、恶心呕吐、胃痛、腹泻、睡眠障碍、食欲缺乏、视力模糊、肌肤粗糙及掉发等中毒现象。

维生素B_1

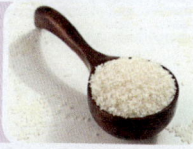

维生素B_1是体内糖类代谢的必需营养素，还是维持心脏及消化系统正常功能所必需的营养素。因此，维生素B_1能帮助消化，特别是糖类的消化，同时减少晕机、晕船的概率。

维生素B_1能维持神经系统健康、稳定的精神状态，还可缓解有关牙科手术后的痛苦和带状疱疹的神经痛。

建议每天摄取量

中国营养学会根据中国人的体质状况,制定了一些参考数值:

不同年龄段人群维生素B_1摄取量的参考值

年龄段(岁)	摄取量(毫克/天)
1~3	0.6
4~6	0.7
7~10	0.9
11~13	1.2
14~17	1.5(男); 1.2(女)
18~50	1.4(男); 1.3(女)
50及以上	1.3

主要食物来源

维生素B_1存在于粮谷类、豆类、干果、酵母、硬壳果类食物中,尤其在粮谷类的表皮部分含量更高。紫菜、瘦肉、牛奶、动物内脏、蛋类以及芹菜叶、莴苣叶等绿叶菜中维生素B_1的含量也较高。

营养素不足或过量有何表现

营养素不足

维生素B_1摄取不足时,会影响肌肉功能,并使人产生四肢无力、麻痹、疲倦、体弱、健忘、焦虑不安等症状。长期缺乏维生素B_1，还会影响心脏功能，对健康产生威胁。

营养素过量

研究显示，维生素B_1这种水溶性维生素没有任何毒性作用。如果摄取过量，会自行通过尿液排出体外，而不会存储在组织或器官里。

维生素B_2

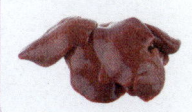

维生素B_2参与糖类、蛋白质、核酸和脂肪的代谢，可提高机体对蛋白质的利用率，促进生长发育，同时参与细胞的生长代谢，是机体组织代谢和修复的必需营养素。

维生素B_2对于维持皮肤、指甲和头发健康具有重要作用。

维生素B_2能消除口腔炎症、强化脂肪代谢、解毒、保护视力，还能去除过氧化脂质，避免其囤积于血液及肝脏中。

建议每天摄取量

中国营养学会根据中国人的体质状况，制定了一些参考数值：

不同年龄段人群维生素B₂摄取量的参考值

年龄段（岁）	摄取量（毫克/天）
1~3	0.6
4~6	0.7~1.0
7~10	0.9
11~13	1.2
14~17	1.5（男）；1.2（女）
18~50	1.4（男）；1.2（女）
50及以上	1.3

主要食物来源

维生素B₂广泛存在于植物和动物性食物中，动物性食物中维生素B₂的含量比植物性食物高。动物肝脏、心、肾、乳类及蛋类食物中维生素B₂的含量尤为丰富，豆类食物、绿叶蔬菜、水果类如橘子所含的维生素B₂也很多。

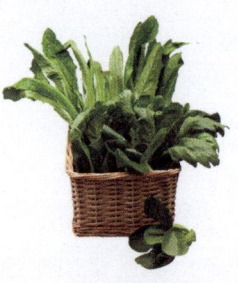

● 绿叶蔬菜

营养素不足或过量有何表现

营养素不足

维生素B₂摄入不足可引发脂溢性皮肤炎，还可引起嘴唇发红及口腔、口唇、口角、舌等处发炎，眼睛充血,容易流泪,弱视,眼睛有异物感,甚至引发白内障。

营养素过量

维生素B_2摄入过量可能会出现瘙痒、麻木、灼热以及刺痛感等不适症状。另外,正在服用抗肿瘤药物(抗癌药剂)的人摄取过多维生素B_2会减轻药物的功效。

维生素B_6

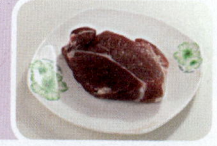

维生素B_6是人体内某些辅酶的组成成分,参与体内多种代谢反应,尤其是与氨基酸代谢有着密切的关系。维生素B_6主要作用于人体的血液、肌肉、神经、皮肤等,主要为促进体内抗体的合成、消化系统中胃酸的制造、利用脂肪与蛋白质维持神经系统的平衡。

建议每天摄取量

◎ 男性每天宜摄入1.6~2.0毫克。

◎ 妊娠期间的女性需每天补充2.2毫克,哺乳期间则需2.1毫克。

◎ 摄入高蛋白质食物时,要增加用量。

◎ 服用避孕药的女性要增加摄入量。

主要食物来源

维生素B_6在酵母粉中含量最多,还存在于肉类和全谷类食物中,比如动物肝脏、禽类、鱼类、贝类、鸡蛋、麦芽、糙米、坚果、豆类、全谷食品、香蕉、葡萄、胡萝卜、芥蓝、西红柿、菠菜、西蓝花、哈密瓜、甘蓝、牛奶等。

营养素不足或过量有何表现

营养素不足

维生素B_6缺乏会使白细胞数量偏低,导致贫血;并且会引发各种炎症,如口腔炎等;甚至还会引发四肢暂时麻木、手部水肿等症。

营养素过量

摄取过量维生素B_6会引起神经系统障碍,其典型症状为无法安眠,肌肉无力,感觉过敏。

维生素C

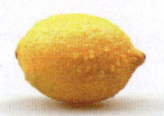

维生素C能预防坏血病及病毒、细菌感染,增强人体系统功能,加速手术后伤口愈合,还能降低血液中的胆固醇与三酰甘油的含量,预防静脉血栓、心脏病及脑卒中等心血管疾病。

建议每天摄取量

中国营养学会根据中国人的体质状况,制订了一些参考数值:

不同年龄段人群维生素C摄取量的参考值

年龄段(岁)	摄取量(毫克/天)
1~3	60
4~13	70~90
14岁及以上(含14岁)	100

主要食物来源

水果是补充维生素C的理想的食物来源,如橙子、柠檬、葡萄柚、橘子、猕猴桃、草莓、菠萝、木瓜、桃子、蓝莓、山楂、西红柿、哈密瓜等。

营养素不足或过量有何表现

营养素不足

人体缺乏维生素C会导致坏血病,表现为创伤难以愈合、毛细血管破损、牙龈萎缩、出血、贫血、便秘、尿道炎等症状。

营养素过量

维生素C无任何毒性,但摄取过量会有腹泻、呕吐及尿频的症状。

维生素D

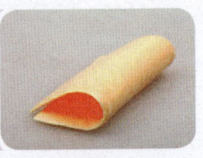

维生素D能够保护大脑中的细胞和关键信息,可影响大脑中有关学习和记忆的蛋白质、运动控制和社会行为等,对大脑有积极影响;可抑制过度活跃的免疫系统,提高抗氧化水平。此外,维生素D可以帮助身体充分利用钙和磷来强健牙齿和骨骼,预防骨质疏松症。

建议每天摄取量

成年人一般每日需摄入约10微克的维生素D。食用母乳的新生儿每日也要适量补充维生素D,喝配方奶粉的婴儿则不必添加。

正在服用抗生素者,必须增加对维生素D的摄取;皮肤颜色较黑且住在北方气候地域的人也需要更多的维生素D。

主要食物来源

维生素D的食物来源并不多,鱼肝油、鲱鱼、沙丁鱼、小鱼干、动物肝脏、蛋类、添加了维生素D的乳制品等都含较丰富的维生素D。

● 沙丁鱼

其中，鱼肝油维生素D是最丰富的来源。

营养素不足或过量有何表现

营养素不足

维生素D缺乏可导致佝偻病、手足抽搐症、骨软化病、骨质疏松症等疾病。

营养素过量

维生素D摄取过量会使钙囤积在肾脏内，可能会引起肾脏病。长期摄取大量维生素D对人体有毒副作用，具体可表现为多尿、食欲缺乏、恶心、呕吐、腹泻等。

维生素E

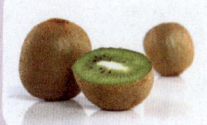

维生素E在人体内作用最为广泛，比任何一种营养素作用都大。维生素E在体内有良好的抗氧化性，能够保持红细胞的完整性，促进细胞合成。另外，维生素E和维生素A协同作用，可抵御大气污染，保护肺脏。此外，维生素E还能预防因维生素D过量或其他有毒物质所引发的肾脏钙化，刺激尿液排泄。

建议每天摄取量

成年人每日维生素E的摄入量为15毫克。经常饮用以氯消毒的自来水者，服用避孕药、阿司匹林、酒精、激素类药物者，孕妇和中老年人，儿童神经系统发育迟缓者要适当增加维生素E的摄入量。

主要食物来源

维生素E在水果、蔬菜、粮食、食用油中均存在，如猕猴桃、橄榄、瘦肉、乳类、蛋类、莴苣、黄花菜、圆白菜等绿叶蔬菜，以及松子、核桃等坚果类食物，还有葵花子、芝麻、玉米、花生等压榨出的植物油中均含有维生素E。

营养素不足或过量有何表现

营养素不足

当机体缺乏维生素E时，会出现肌无力、小脑共济失调、神经退行性病变、视网膜蜕变等。

营养素过量

维生素E在脂溶性维生素中属于毒性比较小的。但如果服用维生素E的剂量较大时，会出现恶心、视觉模糊、腹泻、肌无力等中毒症状。

钙

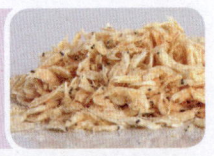

钙能够帮助建造骨骼及牙齿，维持骨骼的强健，

预防骨质流失,还能帮助肌肉收缩,血液凝结,并维护细胞膜的正常运行,降低患大肠腺瘤、结直肠癌的概率。心脏和肌肉间的正常功能也离不开钙。此外,钙还是大脑生长发育和新陈代谢的重要无机元素之一,大脑通过钙离子的激活,能够兴奋或者抑制大脑和神经的活动。

建议每天摄取量

中国营养学会制订了我国居民不同时期膳食钙的适宜摄入量:

不同年龄段人群钙摄取量的参考值

年龄段(岁)	摄取量(毫克/天)
1~3	600
4~10	800
11~17	1000
18~50	800
50及以上	1000

主要食物来源

牛奶、排骨、沙丁鱼、鲑鱼、虾皮、乳制品、干酪、甘蓝、西蓝花、绿色叶菜、豆类、花生、芝麻、核桃、葵花子等含钙较多。特别是牛奶,如果每人每日喝牛奶250毫升,便能提供钙300毫克。

营养素不足或过量有何表现

营养素不足

钙缺乏可导致佝偻病、软骨病、骨质疏松症、牙齿病症、脊椎侧弯、软骨、容易骨折、失眠、偏头痛等症状。

营养素过量

钙摄取量较高而镁摄取量较少时,钙会在肌肉、心脏和肾脏中积聚。另外,钙摄取过多会导致血钙过多症,造成骨骼和某些组织(如肾)的过度钙化,还会影响神经和肌肉系统的正常功能。

铁

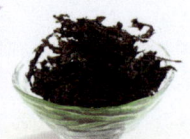

铁是血液的主要成分,是维持生命的重要矿物质,它对血红素(红细胞)及部分酶的合成是不可或缺的。人体内所消耗的铁有将近50%被当做血液中血红蛋白的原料,剩下50%则会被储存于肌肉、脊椎、肝脏及脾脏内。

建议每天摄取量

中国营养学会制订了我国居民不同时期膳食铁的适宜摄入量:

不同年龄段人群铁摄取量的参考值

年龄段（岁）	摄取量（毫克/天）
0~0.5	0.3
0.5~1	10
1~10	12
11~13	16（男）；18（女）
14~17	20（男）；25（女）
18~50	15（男）；20（女）
50及以上	15

主要食物来源

动物内脏、菠菜、海带、紫菜、黄豆、油菜、杏、红枣、橘子、紫葡萄、柿饼等食物中富含有机铁。但胃肠道对有机铁的吸收率只有10%，而铁锅中的铁属于无机铁，很容易被胃肠吸收并被身体利用。

营养素不足或过量有何表现

营养素不足

缺铁会导致缺铁性贫血，表现为脸色苍白，口唇黏膜苍白，疲倦、头晕、心悸、指甲易断、怕冷等。

营养素过量

长时间摄取铁过量会出现腹痛，恶心呕吐，腹泻黑便，甚至面部发紫，昏睡或烦躁，急性肠坏死或穿孔，严重者可出现休克进而导致死亡。

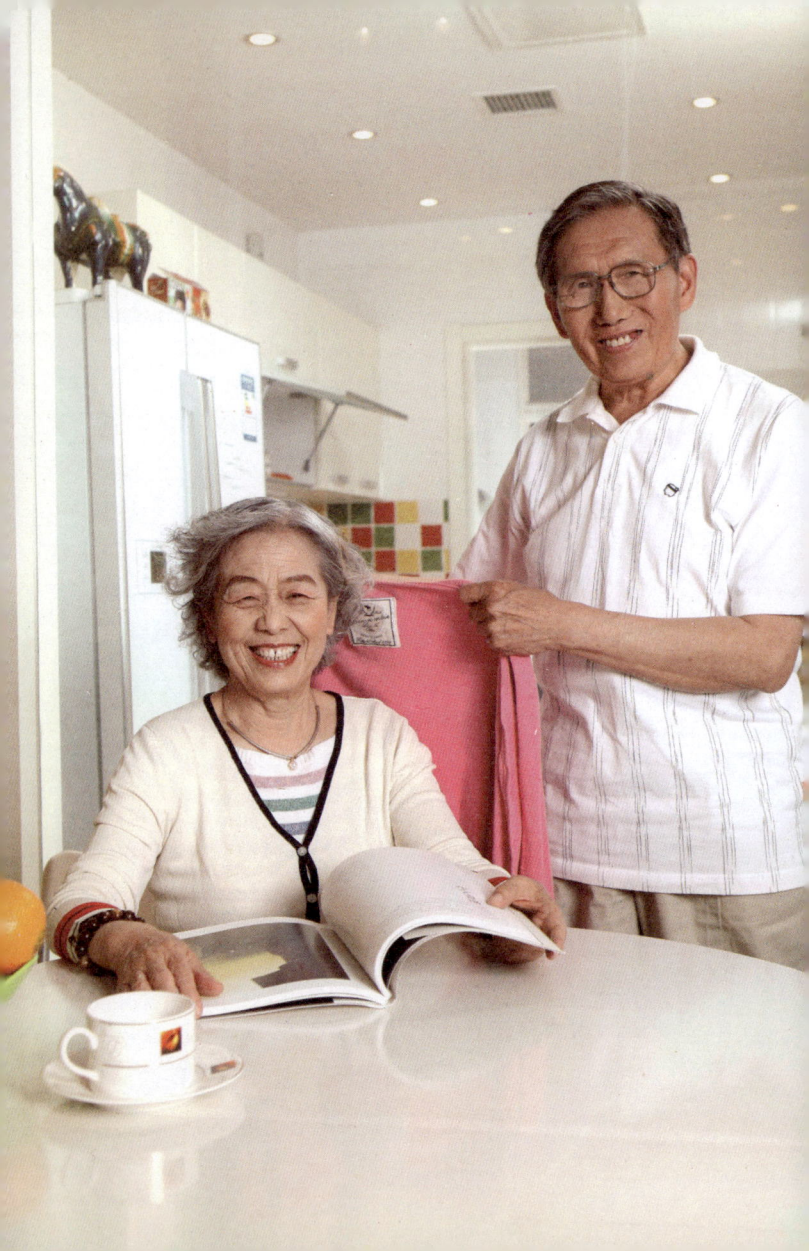

Part 1

建立防病养生的饮食理念

随着人们日益增长的养生需求，健康成为人们越来越关注的话题。本章分别介绍了如何养成好的饮食习惯，不同食物间的搭配宜忌，食物的选购、储存与加工技巧，教会读者掌握饮食宜忌的必备基本知识，捍卫家人的健康。

养成良好饮食习惯，预防疾病的发生

少吃糖

糖类可分为以下三种：单糖（葡萄糖、果糖）、双糖（蔗糖、麦芽糖、乳糖）及多糖类（淀粉、膳食纤维）。单糖、双糖都会使血糖急剧升高，且易引起脂肪堆积，所以应尽量少吃精制糖类制品，如糖果、饼干、巧克力、奶昔、炼乳、蜂蜜、汽水、罐装果汁、冰激凌以及中西式糕点等。如果确实非常想吃甜食，最好选用糖分较低的水果或少量食用甜品。

少吃油

在烹调时，应多采用清蒸、凉拌、炖煮等方式，少用油炸、油煎，以免摄取过多脂肪。炒菜宜选用单不饱和脂肪酸含量高的油，如橄榄油；少用饱和脂肪酸含量高的油，如猪油、牛油等。此外，应选择脂肪量较少的鸡肉、鱼肉等肉类或豆类，避开加工制品。

控制吃盐量

盐的摄取要适量（每日不超过6克），如此才可避免患高血压病、心脏病和肾病。平时应限制食用含盐高的食物，包括腌制食物，如泡菜、酱瓜、萝卜干、卤肉、腐乳；烟熏或炭烤食品，如香肠、板鸭、腊肉、火腿；罐头食品，如肉酱、沙丁鱼，以及米线、炒饭、蜜饯、饼干等加工食品。此外，调味品，如味精、番茄酱、味噌也应节制使用。

多吃富含膳食纤维的食物

膳食纤维可以增加饱腹感，减少不必要的热量摄取，还能帮助清肠胃、降血脂，延缓血糖上升的速度，预防便秘及肥胖症等多种疾病发生。所以，日常饮食应以高纤维食物为主，如以全谷类及其制品来取代精制的白米饭或面条、面包片；每天至少食用五种蔬果，而且最好是膳食纤维含量丰富的；或是以添加代糖的绿豆汤作为甜品等。

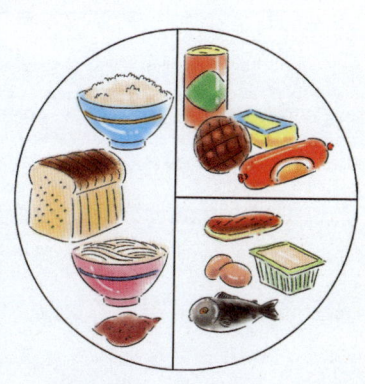
●注意食物摄入的多样性，才能保证营养摄入的均衡

另外，食物是多种多样的，各种食物所含的营养成分也是不完全相同的。单靠一种或少量几种食物不

能提供人体所需的全部营养素。所以，只有适度均衡摄取多种食物，才能确保营养平衡。

杜绝"垃圾食品"

牛排、汉堡、鸡块、薯条、比萨、汽水、可乐等"洋快餐"在人们的饮食内容中扮演着越来越重要的角色。虽然这些"洋快餐"花样种类繁多，但其中的营养又有多少呢？这些其实都是高糖、高淀粉、高油脂、高热量的食物，而人体所需的维生素、矿物质、植物营养素都很缺乏。

所以，如果想要拥有一个健康的身体，还需养成多吃天然食物的好习惯。所谓的天然食物，就是指少加工、少人工添料、无污染、无生长激素、无人工雌激素的天然绿色食品。摄取无污染的天然食物，便可以为人体补充大量的优质营养成分。

饮食要清淡

饮食应以清淡易消化为主，避免过度食用具有刺激性的食品，最好使用天然佐料与调味料来调配菜肴的色、香、味。食材宜经常变化，依季节选择当季容易消化的新鲜优质食材，以达到均衡营养的目的。进餐时应细嚼慢咽，并保持心情愉快，这样可以避免饮食过量，有助于消化。

每天早餐不可少

早餐是一天中食物最不容易转变成脂肪的一餐，且营养成分最容易被人体消化吸收。如果将早餐省下，吃午餐时胃口就会大开，吃进的食物量也会增多，对减肥瘦身更不利。所以早餐很重要。早餐、午餐和晚餐的比例最好是3∶4∶3，这样一天所摄入的食物精华就会在体力最旺盛的时间内被消耗掉。从质量上来说，要有足够的蛋白质和热量；从数量上来说，应不少于一日三餐总量的30%。因此，早餐不能随意吃，更不能不吃，应该每天都吃并坚持吃好。

每餐只吃七分饱

人类的肠道就像一条公路，如果经常吃得过饱，肠道内就会累积大量的宿便，也会出现"塞车"现象。随着宿便在体内不断地腐败和发酵，体内会产生多种有毒物质，它们被人体吸收后，会降低人体免疫力，诱发各种疾病，严重影响人体健康。

如果人们能够养成控制饮食的好习惯，坚持每餐只吃七分饱，就会给胃肠道提供充分的休息时间，摄入的营养成分也会得到充分地消化和吸收，并将废弃物完全排泄出体外，从而避免在体内沉积。所以，应坚持做到每餐只吃七分饱。

经常变换食用油

油脂的营养价值主要取决于油脂中的饱和脂肪酸、单不饱和脂肪酸和多不饱和脂肪酸的含量及组成比例。世界粮农组织和世界卫生组织认为,这三类脂肪酸组成比例以1:1:1为最佳。此处的1:1:1并不是说食用油能够达到1:1:1,而是和食物搭配后达到这一比例。

不同食用油的脂肪种类和比例各不相同,长期食用一种油脂不利于健康,应该将不同油脂互相交替食用,或选用调和油。

戒烟少酒

吸烟对健康的危害极大。吸烟可导致肺部疾病、癌症和心脑血管疾病等数十种疾病。吸过烟或者是少量吸烟的人,只要及时戒烟,就能在一定程度上避免罹患上述疾病。

适度饮酒虽然对心血管有些益处,但人到中年后,还是不要饮酒为好。因为随着年龄的增长,体内酒精代谢的过程就会变慢,这样酒精对人的伤害作用就更加明显。

学会食物搭配巧防病

我们都知道,穿衣要讲求搭配,饮食也是一样,人只吃一种食材肯定是不行的,会因营养不全面而生病,这是因为人体需要的营养是多方面的。从人类的进化历史来看,必须有多种多样的食物才能满足营养均衡的需要。膳食偏简求精,实则有害无益,特别对儿童生长发育不利。因此,我们在日常的饮食中,应该注意不同食物的搭配,以保证营养的全面摄取。

宜忌搭配

我们的饮食中隐藏着众多的"杀手"——不合理的食物搭配。这些不合理的搭配要么是破坏了食物原有的营养成分,要么是彼此间发生了化学变化,产生了对人体健康不利的物质,有的甚至产生了可以致命的毒素。所以,合理的食物搭配对人体健康起着至关重要的作用。

如果食物搭配科学得当,会对人体的营养吸收产生事半功倍的效果。比如生姜加上醋,摇身一变就是缓解恶心和呕吐的妙方。所以,只有宜、忌调配得当，才更利于人体的营养摄入和吸收利用，并产生独特的食疗功效。这是科学搭配食物最重要的益处。

粗细搭配

对于20世纪70年代以前出生的人来说，"顿顿吃细粮"曾是人们对于"过上好日子"的一种美丽定义。实际上这是比较严重的饮食误区。人体要健康，一方面要不断地吸收有益的养料，另一方面要不断地消除有害的废料，吐故纳新，生生不息。而排除废料，使胃肠道"清洁"起来的一条重要捷径，就是求助于"粗食"，因为它们含有丰富的膳食纤维，可以帮助我们清理肠道。吃得过细、过精容易使我们的肠道发生"交通拥堵"。

所以在日常饮食中，我们应该采取粗细搭配的原则，尽可能多吃一些富含膳食纤维的食品，如杂粮以及胡萝卜、竹笋等。

● 胡萝卜

荤素搭配

荤菜，主要是指含有动物性蛋白质比较多的肉类及海鲜；素菜，主要指含有植物性蛋白质较多的水果和蔬菜。荤菜和素菜在营养结构上差别很大，比如荤菜中只有蛋白、脂肪，没有膳食纤维，更没有果胶，而素菜中单糖、双糖、多糖以及膳食纤维的含量都相当丰富。所以,荤菜和素菜在营养价值上有很大的互补性,两者搭配食用可明显提高营养价值。

酸碱搭配

酸性体质是滋生疾病的温床,而酸性体质大多是因为饮食习惯不佳造成的。日常生活中,如果摄入的酸性食物太多,就会使体液的酸碱度失去平衡,不但会影响皮肤的美观,而且会引发各种疾病。所以,我们应该注意日常饮食中的酸碱搭配,以保持人体的酸碱平衡。那么,哪些食物属于酸性食物,哪些食物又属于碱性食物呢?

◎ **酸性食物**:面粉、酒、白糖、汽水、啤酒、糖果、果酱以及所有的肉类和谷类食物等。

◎ **碱性食物**:菊花、薄荷、豆类及豆制品、茶、菌类、杏仁、乳类、薯类、海藻类以及新鲜的蔬菜和水果等。

冷热搭配

食物大体可分为温热性食物、寒凉性食物及平性食物。由于人的体质也有寒、热、温、凉、平之分,所以我们在吃东西时要根据自己的体质选用适当食性的食物。这是根据中医膳食理论提出的原则。具体地讲，就是寒凉体质的人宜食温热性食物，而温热体质的人宜食寒凉性食物。这样可以调整人体阴阳平衡，促进身体协调发展。

常见的寒凉性食物

大麦、小麦、小米、莴苣、生菜、荠菜、苋菜、竹笋、芦笋、茭白、荸荠、莲藕、百合、西葫芦、黄瓜、冬瓜、丝瓜、西瓜、苦瓜、茄子、绿豆芽、黄豆芽、苹果、香蕉、柿子等。

常见的温热性食物

辣椒、大蒜、韭菜、洋葱、胡椒、花椒、桂皮、茴香、荔枝、山楂、樱桃、石榴、黄鳝、鲢鱼、糯米等。

常见的平性食物

大米、玉米、黄豆、豌豆、扁豆、花生、芝麻、香椿、茼蒿、菠菜、胡萝卜、山药、南瓜、番茄、土豆、栗子、香菇、黑木耳、银耳、葡萄、海蜇、海参、带鱼等。

注意饮食卫生，警惕饮食误区

饮食的卫生决定着我们的健康。如果在卫生这一重要环节出了差错，就难以保证食物的安全，我们的健康也必然受到影响。所以身体健康也离不开卫生的保障。

饭前洗洗脸和嘴

一般人习惯在早晨和晚上洗脸，在饭前洗手。但平时在其他情况下，如呼吸、吃零食、喝饮料等，都会使嘴受到不同程度的污染。如果在午饭、晚饭前只洗手，而不同时将嘴唇洗干净，同样也是不够卫生的，至于抽烟者就更不用说了。

俗话说，病从口入。所以在进餐之前，养成将手、脸和唇同时洗干净的习惯，对人的健康是十分有益的。

卫生纸不能代替餐巾纸

有些人习惯性用卫生纸擦嘴、擦水果或擦餐具，这是极不卫生的习惯。正规的餐巾纸是质地柔软、纸质上乘、经过严格的消毒处理、用细菌不能侵入的包装密封的产品，而那些未经消毒或消毒不彻底的普通卫生纸，根本不具备起码的卫生要求，只能在卫生间或与餐具、饮食无关的地方使用。倘若用卫生纸代替餐巾纸，那么在擦嘴、餐具、水果过程中，细菌会不知不觉地进入人体，影响人的健康。

油漆筷子不要用

油漆中含有许多化学成分，一旦进入人体会对健康造成影响。

油漆属大分子有机化学涂料，一般含有硝基、氨基、苯、铅等有害成分。尤其是硝基在人体内与氮质产物结合形成亚硝基类物质，具有强烈的致癌作用。油漆筷子在使用过程中会导致油漆脱落，而脱落的油漆会随食物进入人体，损害健康。

不要直接用手抓食物

虽然我们在接触食品前通常都会洗手，但是有时不见得就会洗得很干净，我们最好养成不用手抓取食物的习惯。因为一旦手没有洗得很干净，食物就会沾上细菌，人很容易因吃了不干净的食物而出现食物中毒的现象。

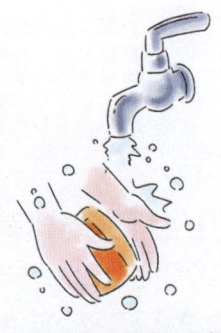

● 经常用香皂洗手是保持饮食卫生的关键。

防病需知的食物选购、储存与加工技巧

常见食物的选购技巧

牛肉

新鲜牛肉肉质较为坚实,并呈大理石纹状;肌肉呈棕红色,脂肪多为淡黄色,也有深黄色;筋为白色。挑选牛肉时,要选表面有光泽,肉质略紧且有弹性,气味正常的;若牛肉为深紫色并发暗,表面有黏性物质黏手,或发霉、有异常气味,则表明牛肉不新鲜。

带鱼

带鱼可以分为钩带、网带、毛刀。钩带是用钓具捕捞的带鱼,体形完整,鱼体坚硬不弯,体大鲜肥,是带鱼中质量最好的。网带是用网具捕捞的带鱼,体形完整,但个头大小不均。毛刀是小带鱼,体形损坏严重,多破肚,且刺多肉少,质量最差。不论哪种带鱼,选购时都要以体宽厚、眼亮、体洁白有亮点,有银粉色薄膜者为优;如果体色发黄,无光泽,有黏液,或肉色发红,鳃黑,破肚者,则为劣质带鱼,不宜选购。

鱿鱼

鱿鱼一般以身干、体厚、肉质坚实、略亮平滑、体形完整者为好。否则,则为质次的鱿鱼。颜色淡黄、体薄的是嫩鱿鱼;颜色暗紫、体大的是老鱿鱼。

● 鱿鱼

柴鸡蛋

柴鸡蛋个头比一般的鸡蛋要小,北方的柴鸡蛋个头比南方的要略微大些;蛋黄要比普通鸡蛋的蛋黄黄,但颜色也不是特别黄或发红,如果蛋黄的颜色特别红,大多是喂了色素。

柴鸡蛋在打蛋时不易打散;如果是蒸蛋羹或炒鸡蛋,颜色金黄,口感特别好。柴鸡蛋蛋皮的颜色也不完全一样,有深有浅。

面粉及面制品

优质面粉呈乳白色,面制品色泽玉白,看上去细洁,但也并非越白越好。凡符合国家标准的面粉和面制品,手感细腻,粉粒匀细;伪劣面粉产品摸上去手感粗糙。符合国家标准的面粉和面制品都有一股小麦固有的天然清香;如果有霉杂异味,说明掺了其他物质。在感官鉴别的同时,还应注意认准面粉和面制品的生产厂家和品牌。

大米

优质的大米硬度强。硬度越强,蛋白质含量越高,透明度也越高。大米腹部常有一个不透明的白斑,白斑在大米粒中心部分被称为"心白",在外腹部被称为"外白",一般含水分过高和不够成熟的稻谷,腹白较大。观察大米的暴腰,有暴腰的大米营养低。米粒发黄的大米质量差,选购时,必须观察黄粒米的多少。另外,米粒中含"死青"粒较多,米质量也差。大米陈化现象较重,陈米的色泽变暗,黏性降低,失去大米原有的香味。挑选时要认真观察米粒颜色,表面呈灰粉状或有白道沟纹的是陈米,量越多则说明大米越陈旧。

黑米

优质黑米有光泽,米粒大小均匀,很少有碎米,无虫,不含杂质。黑米的黑色集中在皮层,胚乳仍为白色,因此,将米粒外面皮层全部刮掉,观察米粒是否呈现白色,若不是白色,则极有可能是人为染色。向黑米哈一口热气,然后立即闻气味,优质黑米具有正常的清香味,无其他异味;劣质黑米有霉变气味或其他异味。取几粒黑米放入口中细嚼,优质黑米味佳，微甜，无任何异味；劣质黑米无味道，或微有酸味、苦味及其他不良味道。

黄豆

优质黄豆具有该品种固有的鲜艳色泽，如黄豆为黄色，黑豆为黑色等。颗粒饱满且整齐均匀，无破瓣、无缺损、无虫害、无霉变、无挂丝者为好黄豆。

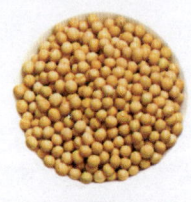
●黄豆

用牙咬豆粒，发音清脆，成碎粒，说明黄豆干燥；若发音不清脆则说明黄豆潮湿。优质黄豆具有正常的香气和口味；有酸味或霉味者质量次。

土豆

挑选土豆时应注意以下几点：
◎ 个头大，形正并整齐均匀。
◎ 土豆的皮面光滑而不过厚，芽眼较浅。
◎ 无机械损伤，不带毛根，无病虫害、粗皮、冻伤、腐烂、变黑，无发芽和蔫萎现象。

香菇

选购香菇应以菇伞肥厚、伞缘曲收、内侧为乳白色、皱褶明显、菇柄短而粗、菇苞未开且菇肉厚实者为佳。有些菇面呈裂开状，购买时应认清其裂痕是否天然生成，若是人为切割则为赝品。

平菇

应选择水分少、外形整齐完整、颜色正常、质地脆嫩肥厚、气味纯正清香、无杂味、无病虫害、八成熟的鲜平菇。要注意，八成熟的菇菌伞不是翻张开，而是自边缘向内卷曲的。

黑木耳

优质黑木耳干制前耳大肉厚，耳面乌黑光亮，耳背稍呈灰暗，坚挺有弹性；干制后整耳收缩均匀，干薄完整，拗折脆断，互不黏结。用手捏，优质的黑木耳易碎，放开后朵片有弹性，且能很快伸展，说明含水量少；如果用手捏有韧性，松手后耳瓣伸展缓慢，说明含水量多。纯净的黑木耳口感纯正无异味，有清香气。

银耳

质量好的银耳耳花大而松散，耳肉肥厚，色泽呈白色或略带微黄，蒂头无黑斑或杂质，朵形较圆整，大而美观。优质银耳干燥，无潮湿感，无异味，如尝有辣味，则为劣质银耳。

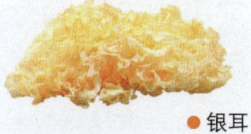

●银耳

银耳受潮会发霉变质，如能闻出酸味或其他气味，则不能再食用。

西瓜

◎ **看形状**。凡瓜形端正,瓜皮坚硬饱满,花纹清晰,表皮稍有凹凸不平的波浪纹,瓜蒂、瓜脐收得紧密,略为缩入,靠地面的瓜皮颜色变黄者,就是够熟的标志。

◎ **听声音**。用手指轻弹瓜身,凡声音刚而脆,如击木板的清脆声,为未熟瓜;声音疲而浊,近似打鼓声且有震动的传音,是熟瓜。

◎ **掂重量**。生瓜含水量多,瓜身较重;熟瓜的瓜肉组织松弛,比生瓜轻。

香蕉

香蕉外形弯曲,呈月牙状,果柄短。香蕉未成熟时为青绿色,成熟后转为黄色,并带有褐色斑点,果肉呈黄白色,横断面近圆形。成熟的香蕉香味浓郁,味道甜美。

常见食物的储存禁忌

忌放火腿太久

火腿存放过程中,表面受光的作用,使亚硝基肌红蛋白分解成肌红蛋白,然后再氧化成高铁肌蛋白,使火腿表面出现黄褐色,但火腿的内部还是鲜红色,风味不受影响。放太久的火腿内部会出现黄褐色,影响肉质和风味。这种褐变现象,受氧的浓度、温度和光的强度影响较大。

火腿忌在冰箱内存放

有的人为使火腿保存的时间长些,将其放入冰箱内贮存,其实这种做法是不恰当的。因为,火腿在制作的过程中经过腌制,含氯化钠量较高,冰箱内的低温易使火腿中的水分冻结成冰,从而促进火腿内脂肪的氧化作用,导致火腿质量明显下降,从而缩短贮存期。

皮蛋不宜放入冰箱内保存

将皮蛋装入塑料袋密封保存,可保存3个月左右,且风味不变;也可将皮蛋装入坛内,封好坛口,随吃随取。皮蛋不宜放入冰箱内保存,因为低温会影响皮蛋的色泽,使皮蛋变黄。

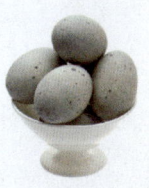
● 皮蛋

新鲜毛豆、豌豆、蚕豆忌冷冻储存

有的家庭利用低温保存蔬菜,如在毛豆、豌豆、蚕豆上市高峰季节多买一些,剥去壳用塑料袋包好后放在冷冻室里,随吃随取,经济实惠。殊不知这种做法会使这些豆中的营养素大量丧失。毛豆、豌豆、蚕豆等刚摘下来时是还有生命的,一些氧化酶还有活力,可使豆类的蛋白质、维生素等营养素被分解破坏。在冷冻条件下,这些酶活力只是比常温下低一些，分解营养素的速度慢一些，但不会停止，放得时间越久，损失越多。同时，用这种方法贮存的豆类，不但营养破坏多，而且口味差，会失去原有的味道。

忌用锡壶装酒

民间有人用锡壶装白酒，放在火盆上或热水中温热后畅饮，这是很危险的。因为锡壶中含有铅，用锡壶装酒，铅会进入酒中。人饮酒后，铅在人体内不能排泄，而会积蓄造成慢性铅中毒，出现头痛、头晕、失眠、乏力、记忆力减退、贫血、恶心、呕吐等症状，严重者可出现腹绞痛、视力减退甚至失明。

忌用保温杯存放牛奶、豆浆

牛奶、豆浆极易腐败变质。保温杯是一个相对密闭的环境，牛奶、豆浆装在保温杯内，较长时间内温度不会明显下降，使细菌大量生长繁殖。又因牛奶、豆浆有丰富的营养，使得微生物迅速大量繁殖，最终导致变质。所以牛奶、豆浆都不宜储存在保温杯内。

存放鱼不宜保留腮和内脏

鱼死后还需短时存放，首先必须要挖掉鳃和内脏，这是因为鱼是靠腮呼吸的，鱼鳃粘满细菌，且接近内脏存有大量污血和黏液。而毒素、污秽物多存在于鱼的内脏。鱼死后如果不除去腮和内脏，则很快会使鱼变质，即使低温冷藏也难防细菌繁衍。当然即使挖掉鳃和内脏也不可存放时间过长。

如何防止肉存太久变绿色

为了避免肉制品在贮存过程中引起绿变，腌渍时需严格控制硝酸盐和抗坏血酸的用量。腌渍的温度不宜过低、时间不能过短、浸渍也要充分拌和均匀，使所添加的硝酸盐和抗坏血酸充分发挥作用，避免积累。

忌在冰箱置架上存放鸡蛋

很多人习惯将买回的鸡蛋放入冰箱蛋架上存放，认为这样可以防止鸡蛋变质。事实上这样做适得其反，将鲜鸡蛋放入冰箱蛋架上很不卫生，对鸡蛋和冰箱内的其他食物均有害。这是因为，鸡蛋壳上有枯草杆菌、假芽孢菌、大肠埃希菌等细菌，在低温下可生长繁殖，而冰箱储藏室温度常为4℃左右，不能抑制微生物的生长繁殖。这不仅不利于鸡蛋的储存，易使鸡蛋败坏，还会对冰箱中的其他食物造成污染。

不宜用报纸包装食品

生活中常常能看到有些人用旧报纸、杂志、书页来包装食品，其实这种做法对人体健康是十分有害的。因为这些东西中都含有油墨，油墨中含有一种叫多氯联苯的有毒物质，是一种毒性极大的物质，它能引起人体细胞变异,破坏人体遗传基因,危害下一代,还能使肝脏发生脂肪变性等。

忌用透明玻璃瓶盛装食用油

食用油长期盛放在玻璃容器中极易发生变质。因为,透明的玻璃瓶能够使光线射入食用油中,从而促使油脂氧化,其中,光线中的紫外线和紫色、蓝色光线尤甚。科学家经过长期试验研究证明,如果用透明玻璃瓶盛放食用油,1个月后食用油的营养价值就会降低,而用棕色或绿色的瓶子储存,2个月后瓶子内的食用油仍无变化。由此可知,宜用有色玻璃瓶盛放食用油,而切忌用透明玻璃瓶盛放食用油。

西瓜放冰箱不宜超过24小时

到了夏季,人们从市场上买回来的西瓜一般是温热的,于是很多人会把西瓜切开放入冰箱先冰一下,有的甚至会一连冰好几天再食用。实际上,西瓜在冰箱存放最好不要超过24小时。冰冻过久的西瓜被人们食用后,会刺激人口腔内的唾液腺、舌部味觉神经和牙周神经,使其因为冰冷的刺激而麻痹,无法真正品尝到西瓜的味道,同时还会影响食欲,损伤脾胃。

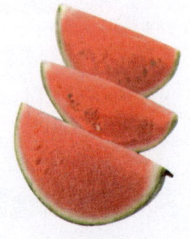

●西瓜

大米储存前忌暴晒

大米本身有很强的吸水能力,如果保存不当,很容易受潮。当大米放在太阳下暴晒时,由于米粒的两端含水量较少,中间部分较多,米粒水分必将骤减,内部含水量不能均衡,就会出现裂纹,在外力的作用下甚至还会成碎米。

面包不宜在冰箱内保存

面包产生弹性和柔软结构的原因是面包在烘烤过程中,面粉中的直链淀粉部分已经老化。而久置之后的面包中的直链淀粉部分的直链部分会慢慢缔合,使柔软的面包逐渐变硬,这就是面包"变陈"的现象。面包"变陈"的速度与温度的高低有着十分密切的关系。在低温时(在冷冻点以上)老化较快,因此,面包放在冰箱中变硬的速度要比放在室温来得更快。故面包不宜放在冰箱内保存。

常见食物的加工技巧

如何浸泡鱼片

鱼片要用冷水浸泡一会儿,可去除鱼肉的皮下脂肪,浸泡出血液、色素、腥臭异味,以及碎肉屑。鱼片经过冷水浸泡,质地软嫩,色泽洁白,清爽利落,腥臭异味减轻。但浸泡的时间不宜过长,一般情况下

5~10分钟即可。

整条鱼如何去鱼骨

◎ **开鱼肉**。从鱼脊处避开骨，用刀慢慢片开鱼肉。

◎ **将两边的鱼肉片下**。沿脊椎骨平刀剖开，撇去鱼皮和鱼骨。然后将鱼肉横摊在砧板上，斜刀自上而下地切成3厘米长的鱼片，放在容器里，上浆挂糊待用。另一边也是从鱼脊处避开骨，用刀慢慢沿着骨片开鱼肉。

◎ **将鱼骨及鱼头熬汤**。切好后就剩下了鱼骨及鱼头可用来熬煮高汤。

如何调制健康果汁

◎ **材料先冷藏**。材料预先放在冰箱冷藏，打出的果汁更美味，也可添加冰块。不过，如果是为治疗腹泻调制的果汁，材料则不宜冷藏。

◎ **削皮后食用**。可带皮吃的水果，连皮打成果汁营养价值更高，如果担心水果表皮可能上蜡，或残留防腐剂和农药，最好还是削皮后再食用。但像苹果这类水果，愈接近表皮，营养成分愈高。所以，使用榨汁机时，可以连皮食

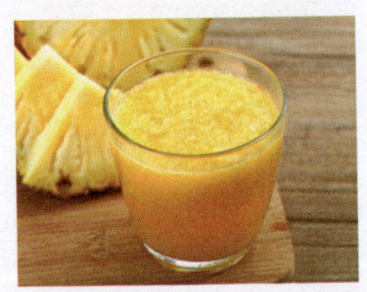

用，不过要注意清洗干净。

◎ **不要放砂糖。**健康果汁原则上不加糖。如果材料新鲜，就会有食物本身自然的甜味。有些蔬果汁或许需要适度添加糖分才好入口，这时可添加蜂蜜，但是要注意其升糖指数，要避免加太多。

如何洗豆腐不碎

豆腐上有污物不太好洗，若将豆腐放在碗中，上锅蒸片刻，再放到水龙头下轻轻冲洗，即可保持豆腐在完整不碎的情况下被洗净。

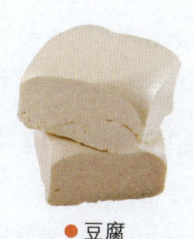
● 豆腐

如何更快泡发银耳

先将干银耳用温热水浸泡一下，微微发开后洗净污物，择去粗老部位，再择成小块，放入保温瓶中，倒入沸水，大约12小时后倒出，银耳即呈质软发糯、汤稠汁浓的状态。

如何除鸡肉腥味

从市场上买来的冻鸡，有些从冷库里带来的怪味，影响食用。将宰好的鸡放在盐、胡椒和啤酒中浸渍1小时，烹制时就没有这种异味了。也可在烧煮前先用姜汁浸3~5分钟，就能起到返鲜作用，怪味即除。

如何用暖瓶巧发干海参

将干海参用温水洗过,轻轻放入干净的暖瓶内,灌上烧开的水,放置16～17小时,将海参倒出,剖开,取出内脏,然后将海参内外洗净即可。

怎样切肉片防止粘刀

切肉片的时候,不是粘刀就是黏手,影响操作,如果切前在刀身或手上蘸点水,就可以起到润滑刀口的作用,这样不仅易于切制,还可以提高成菜的质量。

如何洗黑木耳

◎ 将黑木耳放在淘米水中浸泡半小时,然后放入清水中漂洗,极易洗净。
◎ 涨发黑木耳时,在水中加一点醋,然后轻轻搓洗,能很快除去黑木耳上的泥沙。
◎ 将黑木耳放入温水中,然后加两勺淀粉进行搅拌,可以去除黑木耳上细小的杂质和残留的沙粒。

● 黑木耳

为什么忌多次淘洗米

有人认为米淘得越干净越好,其实这并不科学。谷粒由4部分组成,从外往里数分别为谷皮、糊粉层、胚乳和位于谷粒一端的谷胚。谷皮中含有大量的纤维素、B族维生素和矿物质;糊粉层的蛋白质和维生素含量丰富，并含有许多脂肪和矿物质；胚乳层糖类含量最多；谷胚含有极丰富的B族维生素和维生素E，其蛋白质、脂肪、糖类和矿物质含量也较多。淘米时，米在水中浸泡和搓擦，米粒四周的营养极易流失，尤其是B族维生素和各种矿物质。经研究，淘米时损失维生素B_1的含量为30%~60%、维生素B_2和烟酸20%~25%、矿物质约70%、蛋白质约15.7%、糖类约2%。淘米时搓洗的次数越多，浸泡时间越长，淘米水温越高，各种营养素的损失越严重。因此，认为米淘得越干净越好是缺乏科学依据的。

菠萝宜处理后再食用

菠萝香甜嫩脆、美味可口，含有机酸和B族维生素、维生素C，不仅可以生津止渴，开胃消食，还有通利大小便的作用。吃菠萝前必须经过处理，如果处理不当，容易使人患菠萝过敏症，出现恶心、呕吐、腹痛、荨麻疹等症状。因此，食用菠萝前应将果皮和果刺清理干净，将果肉切成块后，放在开水中煮一下，或是放在淡盐水或糖水中浸泡30分钟，然后用凉开水冲洗干净后再食用，这样可以有效预防过敏。

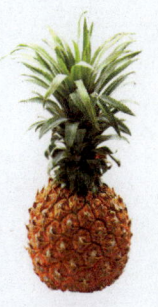

● 菠萝

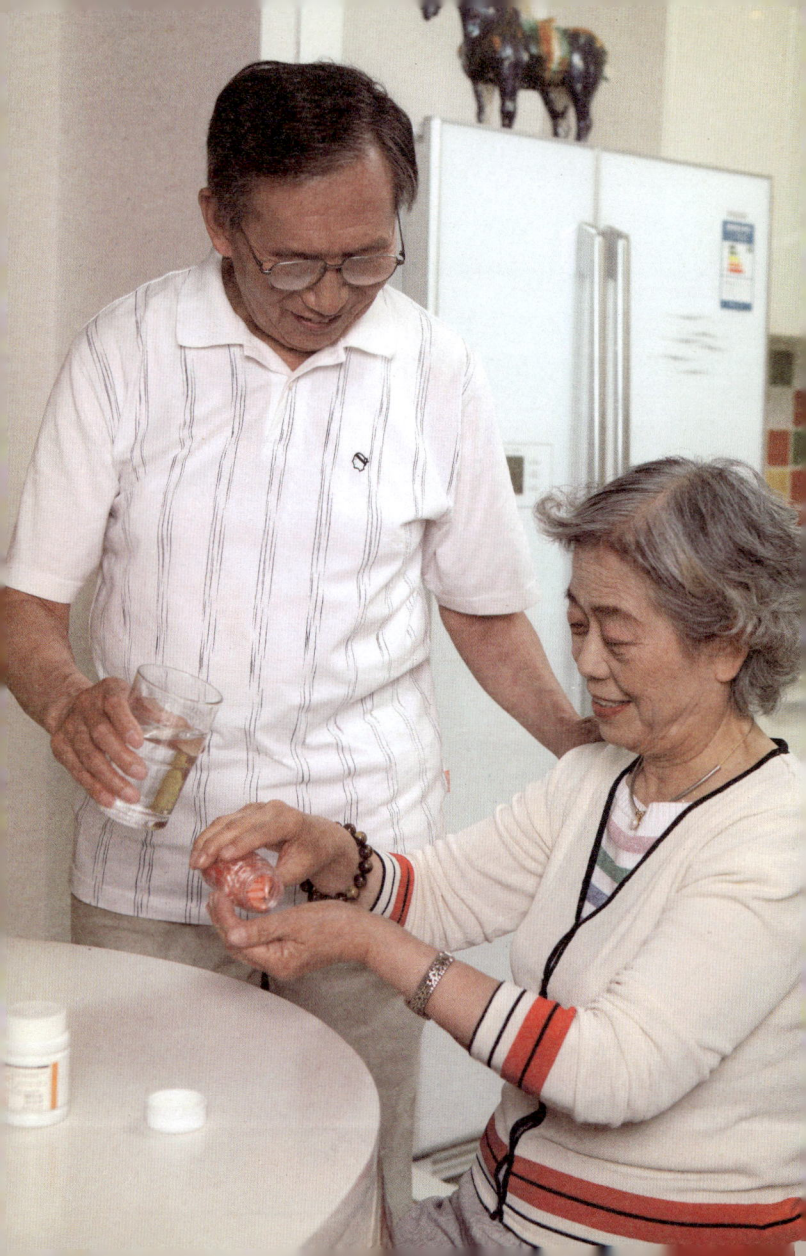

Part 2

常见病日常养生饮食宜与忌

人吃五谷杂粮,不可能不生病。而往往各种各样的小病小痛也常常会困扰人们的生活。对于各种各样的疾病,有没有有效的预防及改善措施呢?本章对常见的一些身体不适及病症就饮食方面做了非常详细的讲解。

心脑血管病症

高血压

高血压是指动脉血压异常增高,多见于中老年人。高血压多因精神刺激、情绪波动使高级神经功能活动紊乱,各器官缺血,尤其是肾脏缺血引起机体内一系列变化而致。专家认为,通过饮食调节可以在一定程度上控制血压,防止血压升高。

常见症状表现

◎ 头痛、头晕、耳鸣、健忘、失眠、心悸。

◎ 乏力、气短、多尿。

饮食原则须知

◎ 每日摄入早餐后,宜饮用1酒杯分量的醋。醋具有增加血管弹性并消除积存于血管中胆固醇的作用。

◎ 高血压患者宜多食低盐、低脂、高钾类食物。

◎ 饮食安排应少食多餐,避免过饱。

避免日常陷阱

◎ 高血压患者忌食高脂肪食物。

◎ 不宜食用过咸或辛辣的食物。

◎ 少吃糖果、蛋糕等甜味重的食品。

高血压患者多吃宜吃的食物

芹菜、萝卜、油菜、菠菜、苦瓜、丝瓜、绿豆芽、香蕉、葡萄、苹果、山楂、小米等。

芹 菜
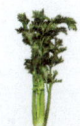
- 芹菜有平肝降压、利尿消肿、降血糖的作用,高血压患者日常可以多食用芹菜。

苹 果
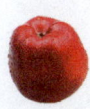
- 苹果可降低坏胆固醇水平,增加好胆固醇,每天最好吃一个苹果,再适当喝点苹果醋。

山 楂
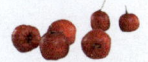
- 软化血管。
- 有益于促进血液的流通。

高血压患者远离忌吃的食物

肥肉、动物内脏、动物脑、人参、蛋黄、鱼子等。

猪 脑
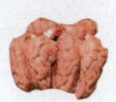
- 猪脑的胆固醇含量很高,对控制血压不利,日常应尽量避免食用此类食物。

动物肝脏
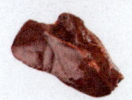
- 动物肝脏的胆固醇含量很高,不利于缓解高血压症状。

适宜补充的营养素：钾

有关调查研究发现，世界上一些在与世隔绝环境下生活的部落人群，其平均血压水平较低，且血压不随着年龄的增长而增高，高血压的患病率也很低。

这些人群膳食结构的共同特点就是低钠而高钾，饮食中钾钠的比值大于3。与此相反，欧美地区的人群饮食特点为高钠，钾摄入量低于30～70毫摩/升，钠摄入量则高达100～400毫摩/升，钾钠比值小于0.4，而高血压的发病率则显著升高。

适当补钾对高血压患者有很好的疗效。

对症偏方推荐

芹菜红枣饮

配方 芹菜200克，红枣50克。

做法及用法 芹菜洗净切碎，红枣洗净，将两者一起放入沙锅，加水4碗，煮至2碗即可。汤料同食，连服6日。

功效 清肝火，降血压。

花生醋方

配方 花生仁100克，醋200克。

做法及用法 将花生仁放入醋中浸泡7天。每晚睡前嚼服10颗，血压下降后可隔数日服1次。

功效 本方可降压、清热、活血。

对症食谱推荐

芹菜牛肉粥

材料 牛肉100克,芹菜150克,大米200克。

调料 盐适量。

做法 ①大米淘洗干净,放在清水中浸泡1小时后捞出;芹菜择去坏叶后洗净,切成末。

②将牛肉洗净,放入锅中,隔水蒸熟后,捞出,切成牛肉末,备用。

③把淘洗好的大米放入锅中,放入适量的清水,用大火煮沸后改为小火,放入切好的芹菜末熬煮。

④当煮至粥稠、芹菜熟透后,放入切好的熟牛肉末,加入适量的盐调味,搅拌均匀后即可盛碗食用。

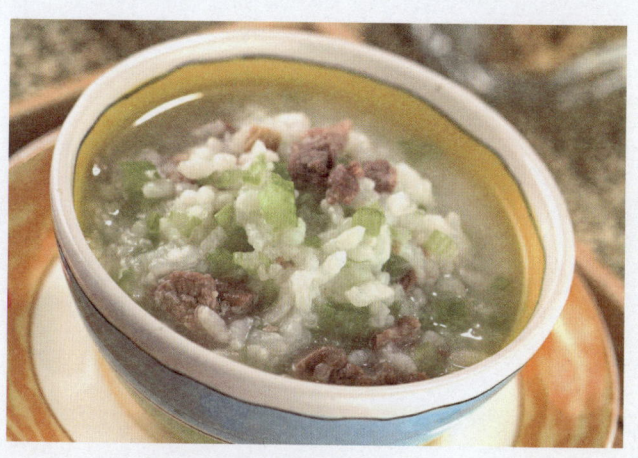

心脑血管病症

低血压

低血压常伴有乏力、头晕、眼前发黑等自觉症状，常见于女性、贫血或失血过多者、中老年人、缺乏运动者等。血压的变化会随性别、年龄、体质等不同而有所差异，偶尔的低血压无需过于紧张，只要通过膳食加以调理，就可控制。

常见症状表现

身心疲惫、神智异常；眩晕、视力不佳。

饮食原则须知

◎低血压患者宜适当选择一些高钠、高胆固醇的饮食，以利于提高血胆固醇浓度，增加动脉紧张度，使血压上升。

◎因失血或月经过多造成低血压者，平时应注意及时补铁。

◎多吃蔬菜和水果。

◎一日三餐一定要吃饱吃好。

避免日常陷阱

忌食生冷寒凉、破气食物，如菠菜、白萝卜等。

低血压患者多吃宜吃的食物

韭菜、羊肉、公鸡肉、鱼、百合、人参、红枣、莲子、桂圆、生姜等。

生 姜
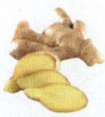
- 生姜可刺激胃液分泌、促进消化,对升高血压有很好的帮助。

桂 圆
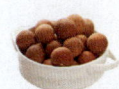
- 桂圆具有养心补血、健脑补气、开胃益脾的功效。

羊 肉
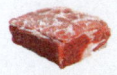
- 羊肉具有温补气血的作用,低血压患者日常可以多食用羊肉来进行食补。

低血压患者远离忌吃的食物

洋葱、冬瓜、苦瓜、芹菜、西红柿、绿豆、红小豆、玉米、酒、浓茶、咖啡等。

芹 菜
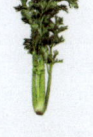
- 富含酸性降压成分,可降低血压,对低血压患者不利。

苦 瓜
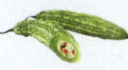
- 具有降压作用,会使血压更低,加重低血压症状。

心脑血管病症

冠心病

冠心病的形成是由于脂肪沉积于冠状动脉内壁，形成斑块，使动脉狭窄。这种狭窄会使心肌缺血，导致器官病变。有时也因斑块破裂，引起血管内出血形成血栓，堵塞动脉管腔而导致一系列临床症状和体征。

常见症状表现

◎ 呼吸困难、心悸。
◎ 面色苍白、呕吐、眩晕、恶心、大汗。

饮食原则须知

◎ 要注意蛋白质的摄入量。如瘦肉、鱼类等，以供给身体必需的氨基酸。
◎ 多吃新鲜蔬果。因其含有维生素C、钾、镁等元素，故对心脏有保护作用。

避免日常陷阱

◎ 每日饮食的总热量不宜太高，尤其对糖类要限制。
◎ 忌吃油腻食品。过量食用油腻食品，会导致胆固醇过高。

冠心病患者多吃宜吃的食物

大白菜、芹菜、韭菜、菠菜、黄瓜、冬瓜、苹果、香蕉、鸡肉、薏苡仁（薏米）、燕麦、芝麻、黄豆等。

芝 麻

- 降低胆固醇。
- 疏通血管
- 保护心脑血管。

黄 豆
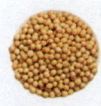
- 富含不饱和脂肪酸，有益于维持神经和血管的功能。

冠心病患者远离忌吃的食物

动物内脏、腊肉、虾卵、蟹黄、鱼子、月饼等。

动物内脏
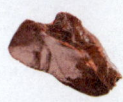
- 富含大量的胆固醇类物质，易诱发心脑血管疾病。

鱼 子
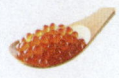
- 富含大量胆固醇类物质，易诱发心脑血管疾病。

蟹 黄
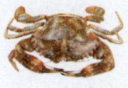
- 富含大量胆固醇类物质，易诱发心脑血管疾病。

心脑血管病症

脑梗死

脑梗死又称为缺血性脑卒中,是一种因脑血管内发生栓塞或其他原因导致脑供血不足而引起的疾病。脑梗死包括常见的脑动脉粥样硬化血栓形成脑梗死,简称脑血栓,或脑栓塞。临床实践表明,通过饮食调养可以改善病情。

常见症状表现

瘫痪、昏迷、眩晕、头痛、遗尿、尿失禁。

饮食原则须知

◎ 注意烹调用料的使用。在炒菜时加一些醋、番茄酱等调味品可增加患者食欲。醋可加速脂肪的溶解,促进消化和吸收;番茄酱对防止脑出血有一定好处。

◎ 食用肉类时,宜选用含不饱和脂肪酸多的肉类。猪肉和牛肉最好选择瘦肉部位食用。

避免日常陷阱

◎ 不能暴饮暴食,进餐时要注意细嚼慢咽。

◎ 忌摄入过量脂肪。每日膳食中要有意识地减少总的脂肪量。烹调时可以用植物油代替动物油。

脑梗死患者多吃宜吃的食物

豆芽、黄瓜、小白菜、柿子、橘子、石榴、木瓜、杏、红枣、苹果、海带、紫菜、小麦等。

小 麦

- 富含维生素E，具有调节血脂的作用，可预防脑梗死的发生。

橘 子
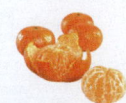
- 富含维生素C，对心肌细胞有保护作用，可缓解脑梗死症状。

脑梗死患者远离忌吃的食物

肥肉、鱿鱼、墨鱼、糕点、糖果、碳酸饮料等。

糖 果
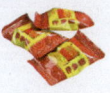
- 糖果所含成分会增加血液黏稠度，不利于控制病情。

肥 肉
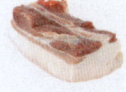
- 含有大量的胆固醇类物质，易诱发心脑血管疾病。

> **食物小百科**
>
> 冬天是橘子味道最好的季节。发生过脑梗死的患者在这个季节可以吃一些橘子，进行饮食调养。

心脑血管病症

脑卒中

脑卒中是由脑部血液循环障碍,导致一过性或永久性脑功能障碍的一组疾病。包括颅内和颅外动脉、静脉及静脉窦等部位病变的疾病,但以动脉病变为多见。脑卒中起病急骤,要想把症状控制在一定范围之内,可以通过饮食来调节。

常见症状表现

◎ 头痛、恶心呕吐、舌肌麻痹、瞳孔异常。

◎ 步态不稳、排尿过程中发生昏厥。

饮食原则须知

◎ 处理食物时宜采用清蒸、水煮、凉拌的方式。

◎ 宜吃流质的食物。

◎ 平时宜多饮水,尤其是早晨和晚上睡觉前,可稀释血黏度。

避免日常陷阱

◎ 少吃油腻食物,忌烟酒,膳食要低盐、低脂肪、低胆固醇,不吃煎炸食品。

◎ 要严格控制盐的摄入量,减少进食加工食品。

脑卒中患者多吃宜吃的食物

胡萝卜、菠菜、冬瓜、油菜、芦笋、黄豆、红小豆、绿豆、海带、紫菜、鱼虾等。

胡萝卜
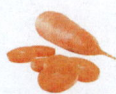
- 含有琥珀酸钾,有助于防止血管硬化,降低胆固醇,并具有一定的降压、强心作用。

芦笋
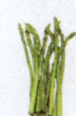
- 可减少胆固醇在动脉壁沉积,进而预防动脉粥样硬化的发生。

紫菜
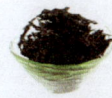
- 可减少胆固醇在动脉壁沉积,进而预防动脉粥样硬化的发生。

脑卒中患者远离忌吃的食物

韭菜、香肠、肥肉、动物内脏、油炸食品、芥末、辣椒、大蒜等。

香肠
- 高盐、富含胆固醇,可加速血管硬化,不利于患者的康复。

肥肉
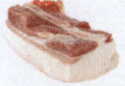
- 含有大量胆固醇,不利于患者康复。

心脑血管病症

心肌炎

心肌炎是指心肌中有局限性或弥漫性的急性、亚急性或慢性的炎性病变。近年来,病毒性心肌炎的发病率不断升高,病情轻重不同,表现差异很大,婴幼儿病情大多较重,成年人相对较轻。中医认为,可通过饮食对此症进行调理。

常见症状表现

◎ 胸痛、心音异常、心律失常、气短。

◎ 疲劳、血压下降、咳嗽、恶心呕吐。

饮食原则须知

◎ 膳食宜平衡、清淡,并保证营养丰富,供给心肌足够的营养,促进患者早日康复。

◎ 注意钠、钾平衡,适当增加镁的摄入,这有利于防止心律失常和心力衰竭的发生和发展。

避免日常陷阱

◎ 远离烟酒。吸烟时烟草中的尼古丁可影响心肌供血。

◎ 避免过冷、过热、过量和刺激性食物。

◎ 不吃或少吃高脂肪的食物。

心肌炎患者多吃宜吃的食物

胡萝卜、南瓜、土豆、柠檬、芒果、哈密瓜、木瓜、菠萝、牡蛎、沙丁鱼、小麦、猪瘦肉等。

芒 果

- 含有丰富的维生素C，可保护心肌细胞，有助于缓解病情。

沙丁鱼

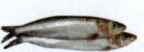

- 含有丰富的辅酶Q_{10}，可强壮心脏，并能预防心脏病的发生。

心肌炎患者远离忌吃的食物

肥肉、动物内脏、全脂牛奶、奶油、罐头类食品等。

肥 肉

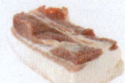

- 含有较多的胆固醇，可升高血脂，加重心肌炎患者的病情。

动物肝脏

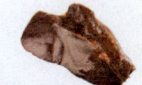

- 含有大量胆固醇，加重心肌炎患者的病情。

食物小百科

吃芒果时，最好将果肉切成小块，直接送入口中。以免将芒果汁沾到嘴、脸颊等部位，刺激面部皮肤，造成面部红肿、发炎。

心脑血管病症

心肌梗死

心肌梗死是一种严重的心血管疾病,是指心肌的缺血性坏死。在冠状动脉病变的基础上,冠状动脉的血流急剧减少或中断,使相应的心肌出现严重而持久的急性缺血,最终导致心肌的缺血性坏死。

常见症状表现

◎ 心悸、心脏有杂音、眩晕、心律失常。
◎ 休克、心力衰竭。

饮食原则须知

◎ 少食多餐。每餐进食量不宜过多,否则会加重心肌梗死的程度。
◎ 植物油含不饱和脂肪酸,有利于病情的控制。
◎ 饮食中要注意钠、钾平衡,适当增加镁的摄入。

避免日常陷阱

◎ 烹饪时不要加入过多的调味品。
◎ 限制食盐。食盐过多,可使血容量增加,从而直接增加心脏负担。

心肌梗死患者多吃宜吃的食物

西红柿、菠菜、豆芽、胡萝卜、黄瓜、石榴、西瓜、葡萄、柠檬、小麦、玉米、猪瘦肉、豆腐等。

西红柿

- 富含番茄红素，可以防止动脉粥样硬化。
- 软化血管。
- 防止血红蛋白氧化。

柠　檬

- 柠檬具有清热止渴，健胃理气，疏通血脉。将柠檬晒干以后在饭后，加冰糖泡茶饮用，常吃可预防心肌梗死。

心肌梗死患者远离忌吃的食物

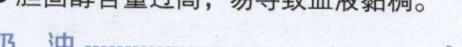

动物内脏、肥肉、鸡皮、墨鱼、蟹黄、虾卵、鱼子、蛋黄、土豆、奶油、糖、酒、咖啡等。

墨　鱼

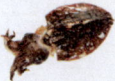

- 胆固醇含量过高，易导致血液黏稠。

奶　油

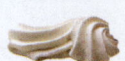

- 脂类和胆固醇含量高，易导致血管阻塞，从而引发心肌梗死。

呼吸系统病症

感 冒

感冒就是常说的"伤风",也称为上呼吸道感染,是由多种病毒引起的一种呼吸道常见病。感冒从中医角度讲常分为风热型感冒、风寒型感冒等。感冒虽属小病,但也要及时治疗,配合饮食疗法,效果更显著。

常见症状表现

◎ **风寒感冒**:无汗、头痛、身痛、鼻塞、流清涕、咳嗽、伴吐稀白痰。

◎ **风热感冒**:有汗、鼻塞、流黄涕、咳嗽伴痰黏或黄、咽喉红肿、疼痛。

饮食原则须知

◎ 可多服稀粥或饮白开水,以补充流失的水分。

◎ 多吃蔬菜和水果,有利于补充维生素及矿物质。

避免日常陷阱

◎ 不宜多吃油炸食物,不宜过量食用盐;不宜滋补。

◎ 不宜喝酒精类饮料,此类饮料会导致人体缺水,并且降低机体抵抗疾病的能力。

感冒患者多吃宜吃的食物

风热型感冒：梨、金银花、西瓜、绿豆、黄瓜、荸荠等。
风寒型感冒：生姜、葱白等。

绿 豆
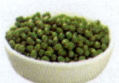
- 排毒，利尿，清热去火。

生 姜
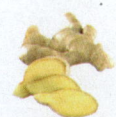
- 生姜有温中、散寒、祛风、促进发汗的作用，风寒型感冒患者在感冒初期可能热一些生姜水，趁热喝下。

梨
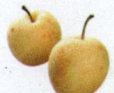
- 生津润燥，清肺化痰，炖过之后食用有助于改善寒性感冒引起的咳嗽症状。

西 瓜
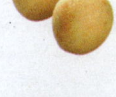
- 西瓜具有除烦解暑、清热解毒的功效，适宜风热型感冒患者进行食疗。

感冒患者远离忌吃的食物

风热型感冒：桂圆、羊肉、甲鱼、茴香等。
风寒型感冒：柿子、百合、冰淇淋、鸭肉等。

百 合
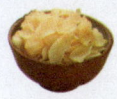
- 百合易伤肺气，食后易使风寒感冒引起的咳嗽症状加重。

适宜补充的营养素：维生素C

感冒大多是由病毒造成的，感冒病毒入侵人体时，会对人体内的免疫细胞造成干扰，而维生素C能促进免疫细胞的生长，并产生干扰素，故对预防病毒引起的感冒效果颇佳。

具体的使用方法为：如果有喉痛、流鼻涕等初期症状，服用1~2克维生素C，这些症状就会消失。如效果不十分明显，1小时后再服用同剂量的维生素C。

感冒时，还要同时服用以B族维生素为主要成分的复合维生素，治疗效果更佳。

对症偏方推荐

兰香荠菜饮

配方 兰香草全草25克，荠菜15克。

做法及用法 兰香草全草与荠菜以水煎，去渣取汤，代茶饮。

功效 适用于伤风感冒。

菊花桑叶饮

配方 菊花、桑叶各15克。

做法及用法 菊花与桑叶以水煎取汤，代茶饮。

功效 适用于风热感冒、头痛、口渴咽痛者。

对症食谱推荐

糖醋辣豆干

材料 豆腐干400克,红辣椒2个,姜片50克,蒜片1小匙,香菜叶少许。

调料 盐1小匙,酱油1小匙,鸡精半小匙,醋2小匙,白糖4小匙,鲜汤80毫升,水淀粉适量。

做法 ① 豆腐干洗净,切丁;红辣椒去蒂及籽,切菱形片;红辣椒片、姜片、蒜片、白糖、醋、酱油、盐、鲜汤、水淀粉放入碗中调成芡汁。

② 油锅烧热,倒入豆腐干炸酥,捞出沥油。

③ 锅内留油,烹入调汁,放入豆腐干,加鸡精收汁,撒上香菜叶即成。

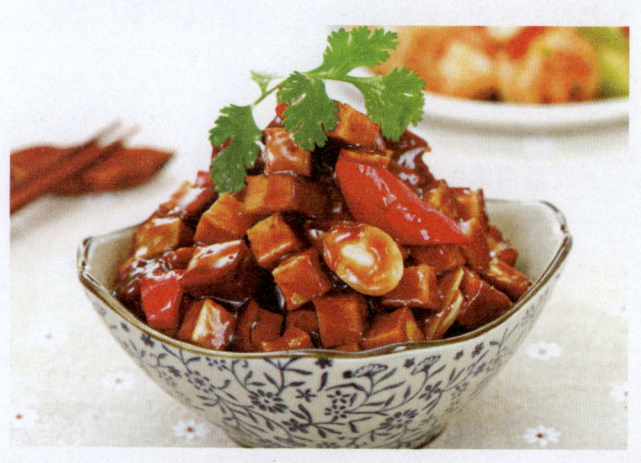

呼吸系统病症

支气管炎

支气管炎是指气管、支气管黏膜及其周围组织的慢性非特异性炎症，多由病毒和细菌的重复感染而形成的，以儿童、老年人、体弱者为多发人群。支气管炎又分为急性支气管炎与慢性支气管炎，两者都可通过饮食进行调理。

常见症状表现

◎ **急性支气管炎**：咳嗽、呼吸困难、呕吐、两侧鼻孔流浆液。

◎ **慢性支气管炎**：咳嗽痰多、痰白而黏、受凉即发、平素怕冷、四肢欠温、舌苔白腻。

饮食原则须知

◎ 多食富含维生素A的食物。

◎ 烹调食物最好以蒸、煮为主，尽量避免煎、炸等。

◎ 应及时补充必要的蛋白质，可多食动物肝脏、鱼类、豆制品等。

避免日常陷阱

忌食刺激性过强及太冷、太热的食物。

支气管炎患者多吃宜吃的食物

急性支气管炎：白果、山药、枇杷、百合、海带、紫菜等。

慢性支气管炎：灵芝、梨等。

灵 芝

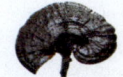

- 抗菌消炎、提高免疫力。
- 祛痰。

山 药

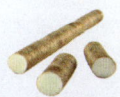

- 可补肺气、补肾壮阳。

支气管炎患者远离忌吃的食物

急性支气管炎：碳酸饮料、咖啡、葱、辣椒、姜等。

慢性支气管炎：蛤蜊、薄荷等。

蛤 蜊

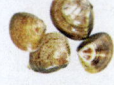

- 性寒凉，易生痰。
- 易导致过敏。

薄 荷

- 易生寒。
- 味道较浓重，易刺激支气管。

食物小百科

水烧开后放一点盐和醋，把山药放入氽烫50秒，再浸入凉水。这样山药就不会黏了。

呼吸系统病症

哮喘

哮喘是一种常见的呼吸道疾病,可发生在任何年龄、任何人群。常见的哮喘有支气管哮喘以及由喘息性支气管炎、支气管肺癌和心脏疾病引起的哮喘。专家提醒,哮喘患者平时需注意饮食,科学进食对改善病情十分有益。

常见症状表现

◎ 哮鸣、咳嗽、气急、呼吸困难、痰多、喘息明显。
◎ 熟睡后呼吸困难、咳粉红色泡沫样痰。

饮食原则须知

◎ 哮喘患者平时要注意饮食,了解诱发哮喘的食物是哪一种或哪几种,一旦发现并证实某种食物确实会激发哮喘发作,应尽量避免食入。
◎ 在饮食方面,要保证各种营养素的充足和平衡。

避免日常陷阱

◎ 少吃冷饮、冰冻之物。
◎ 在哮喘发作时,应少吃难消化的食物,如豆类、芋头等。

哮喘患者多吃宜吃的食物

芹菜、西红柿、南瓜、草莓、樱桃、柚子、银耳、百合、莲子、杏仁、燕窝等。

杏 仁
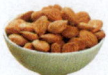
- 止咳化痰、平喘定气。
- 润肠通便。

南 瓜
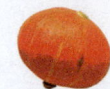
- 具有补中益气、消痰止咳的功效,可以辅助改善哮喘症状。

百 合
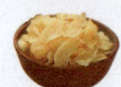
- 养阴养心、止咳化痰。
- 润燥润肺、安神平喘。

哮喘患者远离忌吃的食物

辣椒、辣酱、韭菜、虾、螃蟹、鸡蛋、牛奶、花生、香蕉、甘蔗、荸荠、烟草等。

鸡 蛋
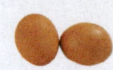
- 鸡蛋容易诱发过敏,从而导致哮喘的发生或加重症状。

香 蕉
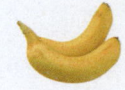
- 属于寒凉性食物,食后会加重哮喘患者虚寒的症状。

适宜补充的营养素：镁

有些医学专家指出："镁这种元素所具有的某些特性对哮喘有一定疗效。"其理论依据在于，镁能使柱状细胞和淋巴细胞保持在稳定状态，这样它们就不会向肺里分泌大量刺激性成分，从而起到消炎作用。

研究发现：每日摄入480毫克镁的人，比每日摄入量仅为200毫克镁的人从肺部排出的废气要多出1倍左右。所以，哮喘患者可适当补镁。需注意的是：患有哮喘兼具心脏和肾脏疾病的患者，如果希望通过补充镁来缓解哮喘病情时，一定要先征得医生的许可。

对症偏方推荐

马兜铃方

配方 马兜铃适量。

做法及用法 研末冲泡，每次0.5克，每日3次服用。

功效 适用于哮喘。

艾叶汁

配方 鲜艾叶120克。

做法及用法 先将鲜艾叶洗净，然后再加水捣烂，绞汁饮服，每日1次。

功效 适用于哮喘。

对症食谱推荐

南瓜小排

材料 猪小排块400克,南瓜块300克,葱段50克,姜片2片,香菜叶少许。

调料 花雕酒2大匙,生抽1大匙,老抽2小匙,盐1小匙,大料1粒。

做法 ① 猪小排块入沸水中氽烫后捞出,沥干。

② 烧热油锅,入葱段、姜片、大料,然后倒入猪小排块,待颜色变白,烹入花雕酒。

③ 直到花雕酒蒸发,猪小排块炒至焦黄,加入南瓜块。

④ 南瓜块略炒,加盐、老抽、水,大火烧沸,转中小火,待汤汁变浓,烹入生抽,撒上香菜叶即可。

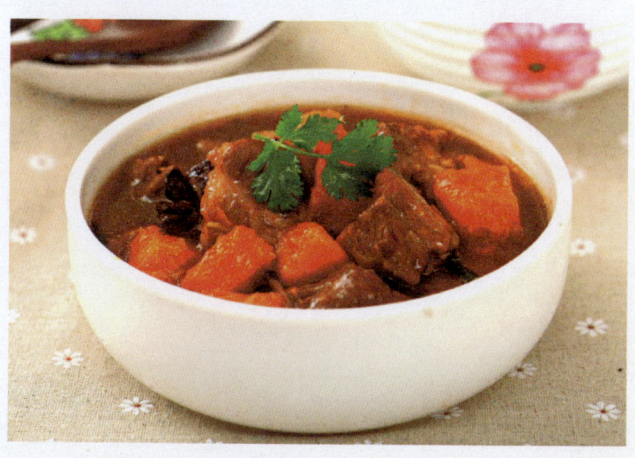

呼吸系统病症

肺气肿

肺气肿多是由气管炎反复发作导致终末细支气管远端的气管弹性减退，过度膨胀、充气和肺容积增大，或同时伴有气管壁破坏的病理状态。患病后，患者需及时去医院接受治疗，并辅以饮食调理，这样能加快身体的康复。

常见症状表现

◎ 发绀、咳痰、心率加快、咳嗽、胸闷憋气。
◎ 气急、嗜睡、呼气音延长。

饮食原则须知

◎ 应少食多餐。
◎ 在日常饮食中，糖类和脂肪的摄入量要适量。
◎ 提倡采用煮、清炖、蒸、焖、熬等烹饪方法，这些方法不产生刺激性烟雾，同时可湿化空气，有益于呼吸道。

避免日常陷阱

忌饮酒。酒精会导致酸碱平衡紊乱，引起肾上腺皮质功能降低，皮质激素分泌减少，易诱发哮喘。

肺气肿患者多吃宜吃的食物

芹菜、苋菜、菠菜、荠菜、黄花菜、牛奶、荞麦、黑豆、绿豆、蚕豆等。

黄花菜

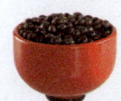

- 增强免疫力。
- 富含可以有效缓解肺气肿的重要营养素——镁。

黑豆

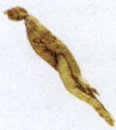

- 补肾气。
- 黑豆中富含优质的蛋白质,可以有效增强气管的弹性,对肺气肿患者有效。

肺气肿患者远离忌吃的食物

辣椒、花椒、大葱、大蒜、生姜、人参、带鱼、黑鱼、螃蟹等。

人 参

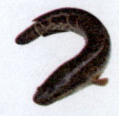

- 易导致胀气。
- 人参为厚腻之品,食用后容易导致上火、生痰。

黑 鱼

- 发物,易生气,从而使胸阳受阻,加重肺气肿症状。

呼吸系统病症

肺　炎

肺炎是指由肺炎球菌、葡萄球菌、肺炎杆菌、大肠埃希菌等多种病原引起的一种肺部疾病。肺炎是可以治愈的，但处理不当或延误治疗就有可能危及生命。在治疗过程中需听从医嘱，科学用药，并配合食疗，加快康复进程。

常见症状表现

◎ 发热、咳嗽、气促、胸痛、心悸。
◎ 咳痰、呼吸困难、口干舌燥。

饮食原则须知

◎ 养成少食多餐的习惯，每日以进食5～7餐为宜，选择易消化且富有营养的食物；多进食水果、新鲜蔬菜及豆制品类食物。
◎ 烹调食物时最好使用植物油。

避免日常陷阱

◎ 严禁烟酒。吸烟喝酒对肺炎患者的康复不利。
◎ 高热、咳嗽等痰热内盛的肺炎患者，忌食油腻、油炸类、刺激性食物，例如肥肉、油煎品、甜食之类。

肺炎患者多吃宜吃的食物

芥菜、油菜、茼蒿、萝卜、冬瓜、菠菜、苹果、葡萄、樱桃、牛肉、豆腐、豆干、花生等。

冬 瓜
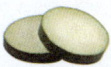
- 利水清热、化痰消瘀。
- 润肺止咳。

花 生
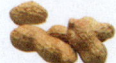
- 温和养胃、益气健脾。
- 化痰止咳。

荸 荠
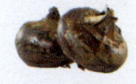
- 解火毒、生津润燥、化痰清热；对肺炎患者十分有益。

肺炎患者远离忌吃的食物

韭菜、香蕉、桃、杏、李子、橘子、冰淇淋、咖啡、浓茶、蛋糕、饼干、胡椒、芥末、槟榔等。

胡 椒
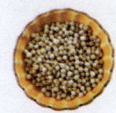
- 引起肺火、损肺气。
- 伤脾胃。

橘 子
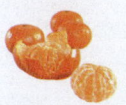
- 橘子是甘温性水果，会助热生痰，加重肺炎症状。

消化系统病症

胀气

胀气是胃、肠道疾病的一个症状，是由多种原因引起的，如张开嘴巴咀嚼、边吃边说话、狼吞虎咽、边吃饭边喝汤等，都可能引起胀气。另外，消化不良、食物过敏时，也容易出现胀气。因此，在日常生活中要注意饮食方法和宜忌。

常见症状表现

◎ 腹胀、腹痛、腹泻、大量排气。
◎ 恶心、呕吐、食欲缺乏、睡眠质量不佳。

饮食原则须知

◎ 一日三餐应做到定时定量，节制饮食并合理安排。
◎ 饮食要以清淡、易消化、少油腻为基本原则。
◎ 在烹调时可添加适量的蒜片和姜片，两者有健胃暖胃的功效，可以减少胀气。
◎ 进食时要细嚼慢咽，可以减少胀气的发生。

避免日常陷阱

◎ 忌食高油、高糖的食物。
◎ 忌大量饮酒。

胀气患者多吃宜吃的食物

莲藕、陈皮、金橘、槟榔、大白菜、橙子、芹菜、冬瓜、胡萝卜、西红柿、苦瓜、杨梅等。

金橘

- 理气解郁、除胀去胀，可改善胸闷、食积、心悸、胀气等症状。

杨梅
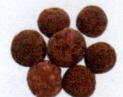
- 健脾开胃、和胃消食。
- 生津止渴。

槟榔
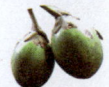
- 下气除胀，消食化积，但多吃无益，体质强壮者可短期食用槟榔来缓解胀气。

胀气患者远离忌吃的食物

洋葱、韭菜、空心菜、豆腐、乳制品、碳酸饮料、茄子、蚕豆、甘薯、糯米等。

蚕豆
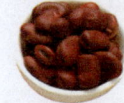
- 食后不容易消化，且极易产生气体，会加重病情。

甘薯
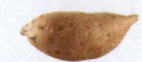
- 食后不容易消化，且极易产生气体，会加重病情。

消化系统病症

消化不良

消化不良是指与饮食有关的一系列不适症状的总称,它是一种由胃动力障碍所引起的疾病,是由于各种疾病引起小肠对摄入的营养物质消化和吸收不足而造成的临床症候群,也包括胃蠕动不好的胃轻瘫等。不过,消化不良可以通过饮食进行改善。

常见症状表现

◎ 肠胀气、打嗝、恶心、呕吐、腹痛。
◎ 食欲缺乏、进食后有烧灼感。

饮食原则须知

◎ 宜适当食用富含膳食纤维的食物,以促进胃肠蠕动。
◎ 饭后不要静坐不动,或卧床而睡,可散步20~30分钟,这样有助于食物的消化吸收,也能缓解病情。
◎ 食物在烹调时要切得细一些,这样有助于消化。

避免日常陷阱

◎ 忌饭后马上吃水果。
◎ 甜腻性食品尽量少吃或不吃。
◎ 进餐时忌饮水,以免稀释胃液,妨碍消化。

消化不良患者多吃宜吃的食物

菠萝、山楂、醋、生姜、苹果、西红柿、大白菜、木瓜、陈皮、鸡内金等。

大白菜
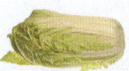
- 含有丰富的膳食纤维,可以促进胃肠蠕动,帮助消化。

陈　皮
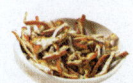
- 增加胃液分泌,促进胃肠蠕动,可缓解消化不良症状。

鸡内金
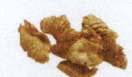
- 富含胃激素和消化酶,可以促进胃肠道蠕动。

消化不良患者远离忌吃的食物

乳制品、虾皮、蛋黄、豆制品、海带、紫菜、洋葱、土豆、甘薯、糯米等。

糯　米
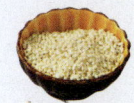
- 所含的糊精黏性比较大,膨胀性小,不易消化。

甘　薯
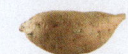
- 食用后容易产生胀肚,会加重消化不良的症状。

适宜补充的营养素：膳食纤维

膳食纤维是一类难以被人体消化吸收的多糖，包括纤维素、半纤维素、木质素和果胶等。虽然膳食纤维难以被人体消化吸收，但是它对人体却有着较好的保健功效。

膳食纤维的主要作用在于它能吸附水分，增加粪便的容积和柔软度，刺激肠道蠕动，保持大便通畅，改善胃肠功能。因此，消化不良患者应适当摄入一些膳食纤维含量丰富的食物。

另外，膳食纤维还可在肠道内吸附和稀释致癌物质，减少致癌物对肠黏膜的刺激。

对症偏方推荐

炖萝卜汁

配方 白萝卜适量。

做法及用法 白萝卜切块后榨成汁，取汁加水煎，随量服用。

功效 适用于消化不良。

红曲方

配方 红曲15克。

做法及用法 红曲水煎，随量服用。

功效 适用于消化不良。

对症食谱推荐

三下锅

材料 五花肉200克,大白菜5片,白萝卜、胡萝卜各半根,香菜叶少许。

调料 辣豆瓣酱2大匙,花椒、盐、白糖各适量。

做法 ① 五花肉去皮、洗净后切成片;大白菜洗净后切大块;白萝卜、胡萝卜均洗净后去皮,切长片。

② 油锅烧热,放入五花肉片煸炒,至肉色变白时放入大白菜块、白萝卜片、胡萝卜片炒熟,盛出。

③ 油锅继续倒油烧热,放入花椒、辣豆瓣酱炒香,然后放入炒熟的材料同炒。

④ 加入剩余调料炒至入味,盛出,点缀香菜叶即可。

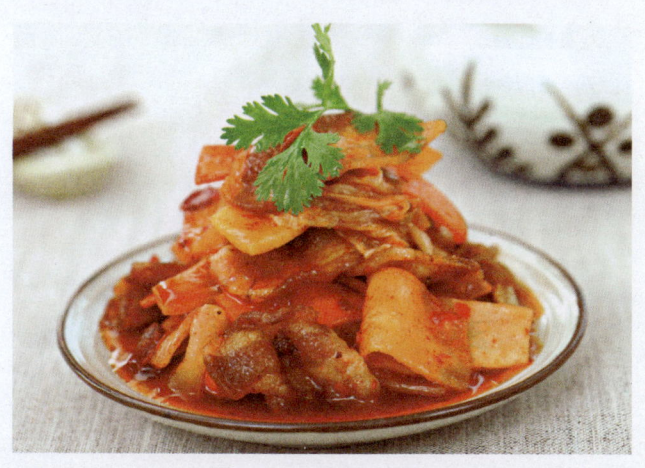

消化系统病症

慢性胃炎

慢性胃炎是指不同病因引起的各种慢性胃黏膜炎性病变。长期服用对胃黏膜有刺激的食物或药物、过度吸烟、过度精神刺激等均可引起慢性胃炎。慢性胃炎可通过科学的饮食进行调节。

常见症状表现

◎ 舌苔黄、胆汁潴留、胃胀气、胃慢性出血、胃酸缺乏。

◎ 食欲较差、心窝部隐痛、打嗝、恶心。

饮食原则须知

◎ 定时定量、少食多餐。这样可形成良好的条件反射，有利于食物的消化和吸收。

◎ 尽量进食较精细、易消化、营养丰富的食物。

◎ 合理烹调。烹调方法多选用蒸、煮、炖、烩、煨等，食物要切得精细，以易于消化，保护胃黏膜。

避免日常陷阱

◎ 避免暴饮暴食。暴饮暴食不仅增加胃部负担，且易引起急性胃扩张，引发急性胰腺炎、胆囊炎。

◎ 避免饮酒及喝浓茶。

慢性胃炎患者多吃宜吃的食物

西红柿、茄子、芹菜、韭菜、芦荟、圆白菜、动物肝脏等。

芦 荟
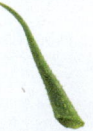
- 所含的芦荟大黄素苷和芦荟酊可以起到杀菌、消炎的作用。

圆白菜
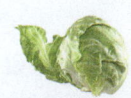
- 含有维生素U,能促进胃黏膜分泌胃液,保护胃壁免受刺激。

茄 子
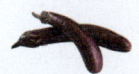
- 防出血、清热。
- 抑制消化系统肿瘤的增殖,可防治胃癌。

慢性胃炎患者远离忌吃的食物

橘子、菠萝、糯米制品、蛋糕、饼干、辣椒、咖喱、芥末、葱、蚌肉、海蜇、田螺等。

咖 喱
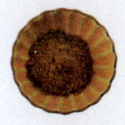
- 咖喱会刺激胃黏膜,使胃黏膜充血,加重病情。

海 蜇
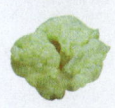
- 食后不易消化,会加重胃的负担,并损伤胃黏膜。

消化系统病症

胃及十二指肠溃疡

　　胃及十二指肠溃疡是一种由酸性胃液刺激而发生的胃或十二指肠的内壁溃烂或损伤。胃溃疡疼痛多出现在饭后0.5~2小时，而十二指肠溃疡疼痛则多出现在饭后2~4小时。严重者会有恶心、呕吐等症状。合理的饮食可缓解溃疡症状。

常见症状表现

◎ 恶心、呕吐、吐血。
◎ 胸口闷烧感、腹痛。

饮食原则须知

◎ 多食用易消化、半流质的食物，减少对胃的刺激。
◎ 蔬菜要煮软再食用，以免加重胃肠负担。

避免日常陷阱

◎ 忌吃不易消化的食物。
◎ 应少吃或不吃辛辣刺激、味厚的食物。如咖啡、浓茶及香辣调料，若病情严重时，则应绝对禁止食用。
◎ 酒精会刺激胃酸分泌，对胃黏膜会造成直接损伤，多喝无益，应当及时戒酒。

胃及十二指肠溃疡患者多吃宜吃的食物

圆白菜、蜂蜜、甘蓝、香蕉、荠菜、牛奶等。

蜂 蜜
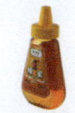
- 富含多种可以有效保护胃黏膜溃疡面的营养素。

香 蕉
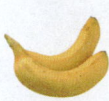
- 含有5-羟色胺,可有效保护胃黏膜,改善溃疡症状。

紫甘蓝
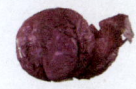
- 含有丰富的维生素C,有助于缓解胃及十二指肠溃疡。

荠 菜
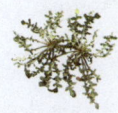
- 可止血,对胃溃疡有抑制作用,可加速溃疡愈合。

胃及十二指肠溃疡患者远离忌吃的食物

浓茶、咖啡、豆类、干果、芹菜、韭菜、辣椒、山楂、腊肉等。

豆 类
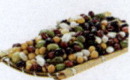
- 食后易胀气,不利于控制病情。

腊 肉
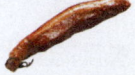
- 易导致胃窦过度扩张,进而加剧疼痛。

消化系统病症

结肠炎

结肠炎，又称非特异性溃疡性结肠炎，属消化系统疾病中较为常见的一种。结肠炎起病多数缓慢，少数可急性起病，病程较为漫长，可能迁延数年甚至十几年。所以专家建议结肠炎患者平时应注意饮食管理，把好入口关。

常见症状表现

◎ 发热、腹胀、腹泻、里急后重。
◎ 消瘦、乏力、食欲缺乏、恶心、呕吐。
◎ 大便带有脓血。

饮食原则须知

◎ 宜食易消化食物，质软少渣，无刺激性为宜。
◎ 烹调方式最好以煮、蒸、烩、焖、水滑为主，烹调中尽量少用油。

避免日常陷阱

◎ 不要食用太多大热的食品，例如牛肉、羊肉等。
◎ 结肠炎患者不能吃太饱，吃太饱会增加胃的负担，长期吃太饱会加重病情，不利于结肠炎的痊愈。

结肠炎患者多吃宜吃的食物

山药、扁豆、菠菜、胡萝卜、莲子、百合、红枣、脱脂牛奶等。

脱脂牛奶

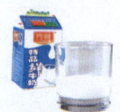

- 为机体补充蛋白质,增强人体抵抗力。

山 药

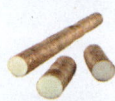

- 可益气养阴,健脾补肾,增强小肠的吸收功能,调节肠胃蠕动频率,从而改善结肠炎的症状。

结肠炎患者远离忌吃的食物

韭菜、洋葱、西瓜、梨、枇杷、哈密瓜、葱、蒜、辣椒、油炸食品、咖啡、碳酸饮料等。

韭 菜

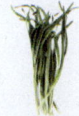

- 韭菜属于刺激性的食物,食用后容易加重病情。

西 瓜

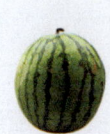

- 损伤脾胃,加重腹泻,不利于结肠炎症状的改善。

甘 薯

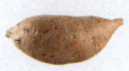

- 甘薯属于胀气食物,易使肠内气体充盈,导致急性肠扩张或溃疡穿孔等并发症。

消化系统病症

腹 泻

腹泻是消化系统疾病中的常见症状之一，是指排便次数增多，粪便稀薄或粪便中混合未消化食物、脓血或脱落的薄膜，分为急性和慢性两类。腹泻患者需注意日常的饮食宜忌，吃有利于脾胃运化的食物，避免刺激性食物，才能尽快康复。

常见症状表现

◎ 大便次数增多、排便频率异常、腹痛。

◎ 粪便清稀或水样、呈泡沫样有腥臭味。

饮食原则须知

◎ 腹泻时体内会流失大量水分，必须及时补充水分。

◎ 为了不使腹泻加剧，可选用含膳食纤维少的水果。

◎ 恢复期腹泻停止时，食物应以细、软、烂为宜。

◎ 烹调方法最好以蒸、炖、煮、烩为主，饮食以少油腻、少渣滓、高蛋白质、高热量、高维生素为主。

避免日常陷阱

◎ 腹泻时忌食生冷食物。

◎ 吃乳制品可能会使病情加剧，因此最好忌食乳制品。

腹泻患者多吃宜吃的食物

山药、豆类、薏米、糯米、麦片、牛肉、栗子、榛子、党参、白术等。

栗 子
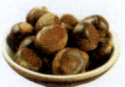
● 养胃、健脾，补肾养虚，对于脾胃虚寒引起的慢性腹泻有一定改善作用，但消化不良者应慎食。

榛 子
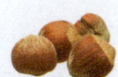
● 益气力、补脾胃、抗癌防癌。

扁 豆
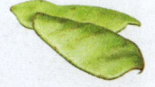
● 健脾和中，消暑化湿，可辅助改善因脾胃虚弱引起的呕吐、腹泻等症状。

腹泻患者远离忌吃的食物

韭菜、花生、芝麻、核桃仁、腰果、虾、螃蟹、咖啡、茶、胡椒、黄瓜、菠萝、决明子等。

芝 麻
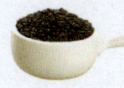
● 所含营养成分具有润肠滑肠的作用，不利于病情的好转。

鸡 蛋
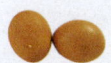
● 鸡蛋进入人体不容易被人体消化吸收，会加重病情。

适宜补充的营养素:蛋白质

腹泻,特别是慢性腹泻患者,其症状特点是病程长、容易反复发作,因此,极易出现消化吸收不佳、体内热量严重缺乏的现象,久而久之还容易造成营养不良。为了改善这个问题,腹泻患者应该保障高蛋白、高热量的饮食,及时为身体提供足够的能量,避免营养不良。

需要注意的是,在补充蛋白质和热量的同时,应注意掌握量的多少,需采取循序渐进的添加方法,避免一次性大量补充。

对症偏方推荐

粳米方

配方 粳米适量。

做法及用法 将粳米炒焦,研为细面,每次服5克,温水送服。

功效 适用于腹泻。

芒硝方

配方 芒硝15克,蜂蜜适量。

做法及用法 芒硝中加入蜂蜜调匀,敷于脐部,每日1次。

功效 适用于腹泻。

对症食谱推荐

香菇烧栗子

材料 新鲜栗子300克，干香菇8朵，绿竹笋1根，姜2片，香菜适量。

调料 酱油1大匙，醪糟2小匙，盐适量，白糖、红糖各少许。

做法 ① 干香菇洗净，放入水中，加白糖泡软，去蒂，对半剖开；栗子放入蒸锅蒸熟去壳；绿竹笋洗净，切块；香菜洗净，切段。

② 锅中下入姜片炒香，放入香菇和笋块稍炒，放入酱油、醪糟、红糖、盐、水以小火烧15~20分钟。

③ 加入熟栗子、香菜段，转大火烧5分钟即可。

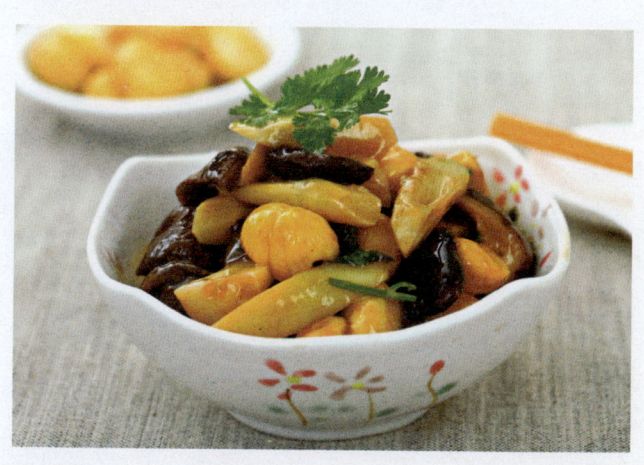

消化系统病症

痢　疾

痢疾是由痢疾杆菌所引起的，故又称菌痢，为急性肠道传染病之一。此病多与阿米巴痢疾、流行性乙型脑炎相混淆，患者需注意辨别，对症治疗。另外，痢疾患者还需注意饮食调理，以促进康复。

常见症状表现

◎ 发热、休克、昏迷、腹泻、腹痛。

◎ 痢疾样大便、粪便脓血或纤维渗出物。

饮食原则须知

◎ 要多补充水分。

◎ 严重时应禁食，清理肠胃，或进食流质食品。

◎ 病情好转的时候，可食低脂肪的半流质食物。

◎ 宜采取清蒸、水煮等烹饪方式。

避免日常陷阱

◎ 严重时应忌油腻、荤腥、生冷、不易消化的食物。

◎ 忌食辛辣、燥热、滑肠的食物。

◎ 忌食不洁的瓜果蔬菜。

痢疾患者多吃宜吃的食物

土豆、菠菜、油菜、苋菜、小米、大米、薏米、豆腐、绿豆、红小豆、冬瓜、丝瓜、大蒜、榛子等。

苋　菜

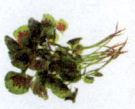

- 可清热解毒、除湿止痢，对缓解痢疾症状有一定辅助作用。

大　蒜

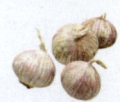

- 含有蒜辣素，对肠道内的致病菌有一定的抑制作用。

痢疾患者远离忌吃的食物

柿子、鹅肉、羊肉、狗肉、桂圆、荔枝、红枣、柏子仁等。

鹅　肉

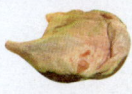

- 鹅肉为发物，痢疾患者食用后会加重病情，故不宜食用。

柿　子

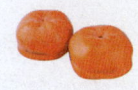

- 柿子性寒，不利于肠胃，对痢疾患者不利，故不宜食用。

羊　肉

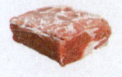

- 羊肉是温补之品，急性痢疾患者食用会加重大肠湿热邪气，从而加重病情。

消化系统病症

痔疮

痔疮是肛门直肠底部及肛门黏膜的静脉丛发生曲张而形成的一个或多个柔软静脉团的一种慢性疾病。痔疮根据发病部位不同可分为内痔、外痔和混合痔,内痔发病率最高。近年来,由于饮食结构及饮食习惯的改变,发病率明显上升。

常见症状表现

◎ 便血、肛门出血。
◎ 肛门周围出现痛性肿胀或肿块。

饮食原则须知

◎ 平时宜多吃具有清热凉血作用的蔬菜和水果,如冬瓜、蚌肉、丝瓜、香蕉等,以矫正便秘,预防痔疮。
◎ 白天要多喝开水,晚上睡前喝一杯白开水,早上起床后喝一杯,这样能保持大便润滑。
◎ 平时可服维生素E,有助于改善顽固性痔疮。

避免日常陷阱

◎ 注意少吃油炸、熏烤的食品。
◎ 忌喝酒、咖啡和浓茶。

痔疮患者多吃宜吃的食物

冬瓜、丝瓜、香蕉、柿子、燕麦、糙米、紫菜、红小豆、槐花、黑芝麻、核桃、竹笋、蜂蜜等。

核 桃
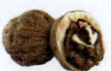
- 止血祛瘀，润燥滑肠。

黑芝麻
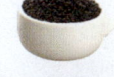
- 长期服用黑芝麻，有润肠通便的功效，可减轻痔疮出血、脱出等症状。

红小豆
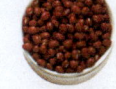
- 清热利湿，和营解毒。

蜂 蜜
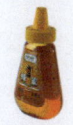
- 蜂蜜具有润肠通便的作用，可以减轻痔疮患者疼痛、便血的症状。

痔疮患者远离忌吃的食物

辣椒、胡椒、葱、芒果、榴莲、荔枝、桂圆、羊肉等。

荔 枝
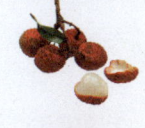
- 有壮阳火之效，食后会加重病情。

胡 椒
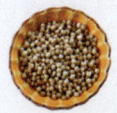
- 易刺激肠道，使肝脏充血，增加下腹部压力，进而加重病情。

泌尿系统病症

尿路感染

尿路感染是指病原体在尿路中生长繁殖,并侵犯泌尿道黏膜或组织而引起的炎症。其病原菌是大肠埃希菌,此菌血清分型可达140多种,尿路感染的发病率相当高。专家认为日常合理的饮食可有效缓解病情。

常见症状表现

尿痛、尿频、尿急、射精痛、发热、腰背痛、尿混浊、黏液尿、尿道出血。

饮食原则须知

◎ 宜吃清淡的食物。

◎ 多饮水,每天1500~2000毫升以上。

避免日常陷阱

◎ 忌烟酒。烟酒对于尿路感染的恢复十分不利。

◎ 忌食含糖类多的食物。因短时摄糖过多,可导致一过性糖尿,利于细菌繁衍。

◎ 忌食温补之品。主要针对急性期而言,因其由湿热之邪所引起。

尿路感染患者多吃宜吃的食物

豆芽、红小豆、小麦、牛奶、丝瓜、香蕉、猕猴桃、草莓、绿豆等。

绿豆
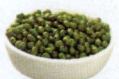
- 绿豆具有清热解毒、抗菌消炎的功效，对于尿路感染具有辅助改善的作用。

猕猴桃
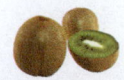
- 富含维生素C，抑制尿液中的细菌生长。

尿路感染患者远离忌吃的食物

栗子、红枣、葱、蒜、牛肉、虾、榨菜、生姜、胡椒等。

胡椒
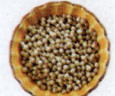
- 易助热动火，从而加重病情。

红枣
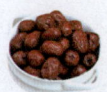
- 红枣味甜，偏湿热，易引发排尿不畅，尿路感染的患者在急性发作期应避免食用。

桂皮
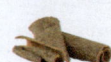
- 清热、利尿。
- 桂皮属纯阳燥热之品，食后不利于控制病情。

适宜补充的营养素：维生素C

维生素C是人体免疫系统必需的营养素，可提高白细胞的活性，增强其吞噬杀菌功能，从而起到治疗尿道感染的效果，因此尿路感染患者补充维生素C有助于控制病情。

国外的一些专家也做了相关的实验，他们让患有尿路感染的患者适当服用维生素C，实验结果显示，患者的病情得到了控制，并有好转倾向，这也证明了维生素C对治疗尿路感染的确有帮助。

对症偏方推荐

冬瓜汤

配方 冬瓜适量。

做法及用法 将冬瓜煮熟，连汤服食，每日3～5次。

功效 本方具有清热利尿的作用。适用于尿路感染、血淋的患者。

干荠菜方

配方 干荠菜适量。

做法及用法 干荠菜研成末，敷脐，每次6克，每日3次。

功效 清热利尿。

对症食谱推荐

绿豆枸杞红枣浆

材料 南瓜300克,绿豆200克,薏米50克,山药30克。

调料 盐适量。

做法 ① 南瓜洗净,切成小块;山药洗净,切成薄片;绿豆、薏米分别洗净,备用。

② 锅内倒入清水,放入绿豆、薏米,以大火加热,待水快开时加入适量沸水,盖上锅盖,煮沸后撇去浮沫及绿豆皮。

③ 加入南瓜块、山药片,煮沸后改用小火续煮。

④ 煮至南瓜块、山药片成熟、绿豆酥烂,最后再用适量盐调味即成。

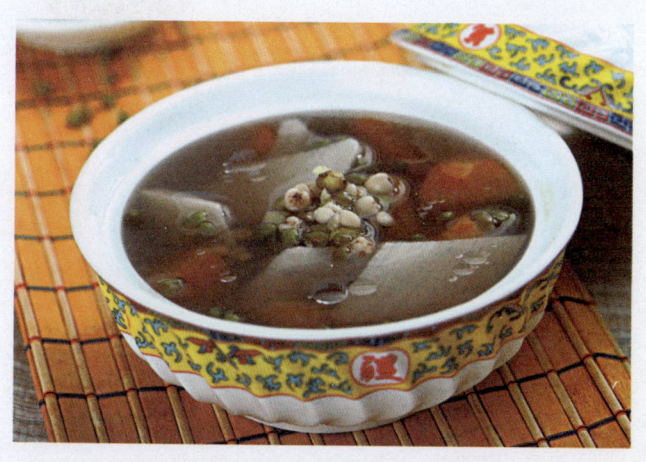

泌尿系统病症

尿 频

正常人日平均排尿次数为4～6次，而夜排尿次数为0～2次，超过上述次数称为尿频。尿频的致病原因很多，特别是病理性尿频，多见于泌尿系统疾病，如肾炎、肾结核、膀胱炎、尿道炎等，及时进行治疗再搭配科学饮食，可以有效延缓病情发展。

常见症状表现

◎ 尿不净。
◎ 排尿次数增多。

饮食原则须知

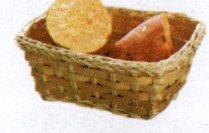
● 甘薯

◎ 调整饮食结构。
◎ 多吃富含植物有机活性碱的食品；多吃蔬菜。

避免日常陷阱

◎ 尿频患者应该避免酸性物质摄入过量，进而加剧酸性体质。而饮食的酸碱平衡对于尿频的预防则是非常重要的。
◎ 忌烟酒。如果毫无节制地抽烟喝酒，就极易导致人体内环境的酸化，从而诱发尿频。

尿频患者多吃宜吃的食物

莲子、甘薯、人参、猪腰、黄芪、干贝、金樱子、栗子、花椒、豇豆、南瓜子、韭菜子等。

干 贝
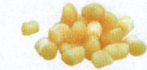
- 补肾、滋阴。
- 利五脏。

南瓜子
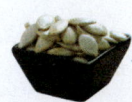
- 对改善因前列腺肥大导致的尿频有显著作用。

尿频患者远离忌吃的食物

啤酒、红小豆、咖啡、茶、白茅根、田螺、蚌肉、玉米须、西瓜、冬瓜等。

冬 瓜
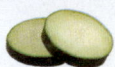
- 冬瓜具有利水的功效,食用后可加重病情。

西 瓜
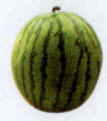
- 有通利小便的功效,食用后会加重尿频的症状,因此应忌食。

> **食物小百科**
>
> 南瓜子具有清热解毒的功效,夏天水煎代茶饮,还适用于治疗痱子等病症。

泌尿系统病症

肾结石

肾结石是指发生于肾盏、肾盂及肾盂与输尿管连接部的结石。多数位于肾盂肾盏内，肾实质结石较为少见。肾是泌尿系统形成结石的主要部位，而且肾结石比其他任何部位的结石更易直接损伤肾脏，因此，早期诊断、治疗和饮食调养非常重要。

常见症状表现

◎ 无尿、血尿、尿钙增多。

◎ 下腹绞痛、肾区压痛、腰背痛、肾区叩击痛。

饮食原则须知

◎ 采取少盐的饮食方式。

◎ 多喝水。水能稀释尿液，并防止高浓度的盐类及矿物质聚积成结石。

避免日常陷阱

◎ 避免过量食用动物性蛋白质，以免使尿酸浓度上升，引起尿酸结石。

◎ 忌过多食用富含草酸钙的食物。

◎ 避免高蛋白质、高糖饮食。

肾结石患者多吃宜吃的食物

丝瓜、苦瓜、西红柿、土豆、西蓝花、海蜇、海参、小麦、糙米、黑木耳、西瓜等。

西 瓜
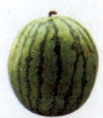
- 利尿,帮助肾脏排出毒素。
- 有助于消除肾脏炎症。

糙 米
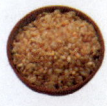
- 糙米富含膳食纤维,可以预防结石的产生。

肾结石患者远离忌吃的食物

菠菜、芹菜、青椒、茄子、葡萄、草莓、橘子、李子、花生、腰果、杏仁、浓茶、可可等。

菠 菜
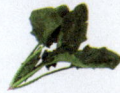
- 菠菜富含草酸钙,对肾结石患者改善病情非常不利。

浓 茶
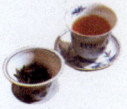
- 含有较多的草酸物质,增加产生结石的概率。

> **食物小百科**
>
> 肾结石患者日常饮中吃主食的时候,将大米中加入适量糙米更好。

泌尿系统病症

膀胱结石

膀胱结石是指在膀胱内形成的结石，少数自上尿路移行而来。膀胱结石的发病有年龄特点，多见于10岁以下的男孩，与饮食营养也有关系。专家提醒膀胱结石患者，一旦确诊，应马上入院治疗。

常见症状表现

◎尿频、尿急、尿痛。
◎血尿、尿钙增多。

饮食原则须知

◎饮食以清淡、低蛋白、低脂肪为主。
◎即使已形成的细小结石，多饮水也可及早把它从尿中冲刷出去。有学者指出，最好每天饮水2500毫升以上，维持尿色清淡。

避免日常陷阱

◎最好不要喝酒、浓茶、浓咖啡。
◎尽量不服用与结石形成相关的药物。
◎忌食油腻厚味、刺激性食物。

膀胱结石患者多吃宜吃的食物

　　黄瓜、豆角、绿豆芽、苹果、梨、西瓜、葡萄、橙子、香蕉等。

绿豆芽
- 清热、利尿、解毒。

苹　果
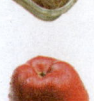
- 富含多种维生素，可为患者补充身体所需的营养物质。

膀胱结石患者远离忌吃的食物

　　甜菜、芹菜、香菜、菠菜、青椒、油菜、草莓、海带、海虾、蛤蜊、螃蟹、核桃、巧克力、芝麻酱、带鱼、动物肝脏、动物肾脏等食物。

甜　菜
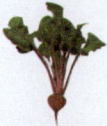
- 甜菜含有丰富的草酸盐，会加重患者的病情。

海　带
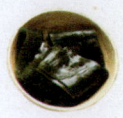
- 含有丰富的钙元素，但不适宜膀胱结石患者食用。

巧克力
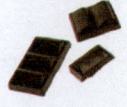
- 草酸含量高，容易与钙结合形成草酸钙结石，加重膀胱结石患者的病情。

泌尿系统病症

肾 炎

肾炎是因肾小球茎低膜受到损害出现水肿、高血压、蛋白尿等现象,是肾脏疾病中最常见的一种,分为急性肾炎和慢性肾炎两种。大部分肾炎难以明确病因,多数患者并无急性肾炎病史。平时通过饮食调理可以改善肾炎症状。

常见症状表现

◎ **急性肾炎**:尿频、尿急、肾区有压痛感、畏寒、恶心、尿痛、发热。

◎ **慢性肾炎**:脓尿、血尿、眼睑水肿、蛋白尿、血红蛋白尿。

饮食原则须知

◎ 可适当补充优质蛋白质食物,还应吃新鲜蔬菜和水果。
◎ 宜吃糖类和淀粉类食品,因为这些食品在体内代谢后,产生水和二氧化碳,不会增加肾脏负担。

避免日常陷阱

◎ 忌食刺激性食物。
◎ 忌多吃高蛋白质、高盐食物。

肾炎患者多吃宜吃的食物

急性肾炎：油菜、西红柿、苹果、薏米、扁豆等。

慢性肾炎：鲤鱼、山楂、香菇、橙子、西瓜等。

鲤 鱼
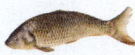
- 可通利小便，对改善病情有一定的作用。

香 菇
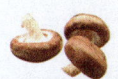
- 可降低肾炎患者的尿蛋白，对改善病情非常有效。

肾炎患者远离忌吃的食物

急性肾炎：河虾、盐等。

慢性肾炎：盐、咖喱、芥末、茴香、胡椒等。

盐
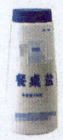
- 无论急性还是慢性肾炎的患者，都应注意盐的摄入量，因为食用后易引起水钠潴留，加重病情。

食物小百科

秋季的鲤鱼经过了长时间的饲养，恢复了体质，增肥长肉。这个时候的鲤鱼具有肉爽皮滑、肥美鲜甜等特点，适宜肾炎患者进补。

适宜补充的营养素：钙

慢性肾衰患者出现低血钙的情况比较常见，一般为1.75～2.25毫摩／升，严重者可低于1.25毫摩／升。

此时，肾炎患者会出现神经肌肉激惹性升高，继发性甲状旁腺功能亢进等临床表现。出现这种问题的原因有两点：其一是慢性肾炎患者活性维生素D缺乏，肠道及肾对钙的重吸收减少，产生低钙血症；其二是由于尿磷排出减少，血磷升高，使肠道磷排出增多，导致钙的排出增多，引起低钙血症。因此，专家提醒慢性肾衰患者应及时补充钙剂。

对症偏方推荐

蝉蜕茶

配方 蝉蜕20～30克。

做法及用法 用蝉蜕水煎7分钟，代茶频饮，5～7日为1个疗程。

功效 适用于急性肾炎。

白茅根方

配方 白茅根50克。

做法及用法 白茅根水煎服。

功效 适用于慢性肾炎。

对症食谱推荐

油焖春笋

材料 春笋300克,香菇、洋葱各150克,蒜末50克。

调料 盐1克,冰糖少许,料酒适量,蚝油适量,生抽适量,干辣椒段适量。

做法 ① 将全部材料准备好;春笋块入锅中稍氽。

② 将料酒、蚝油、生抽加水调成味汁。

③ 起锅热油,爆香蒜末、干辣椒段,然后入香菇块、春笋块,转大火,翻炒均匀入冰糖炒匀,加入步骤②中的味汁,再加适量水。

④ 大火烧至待汤汁将尽时,入洋葱块和盐,炒匀即可出锅。

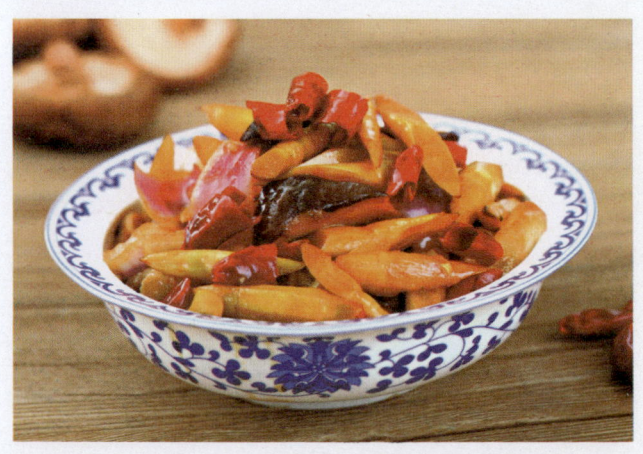

泌尿系统病症

尿毒症

尿毒症是指人体肾功能出现衰竭,不能将体内代谢产生的废物和过多的水分排出体外而引起的毒害。现代医学认为,尿毒症是肾功能丧失后,机体内部生化过程紊乱而产生的一系列复杂的综合征。

常见症状表现

◎ 尿潴留、排尿困难、少尿。

◎ 中度昏迷、急性肾衰竭、双下肢水肿。

饮食原则须知

◎ 饮食方面宜清淡,还要注意主食的多样化。

◎ 选食富含维生素的蔬菜和水果。

◎ 根据自身病情,酌情摄入蛋白质。

避免日常陷阱

◎ 少尿、高血压、水肿的患者,忌大量饮水。

◎ 尽量少吃高脂肪食品,特别是动物性脂肪的摄入。

◎ 避免食用加工食品。

◎ 避免摄入高钾食物,如低钠盐、无盐酱油。

尿毒症患者多吃宜吃的食物

萝卜、冬瓜、丝瓜、茄子、芹菜、玉米等。

芹 菜
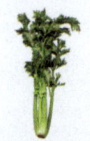
- 促进肠胃蠕动,避免体内产生毒素,可改善尿毒症症状。

冬 瓜
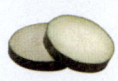
- 可利水消肿,以减轻肾脏负担,缓解病情。

尿毒症患者远离忌吃的食物

杨桃、香瓜、香蕉、葡萄柚、土豆、西红柿、南瓜、动物内脏、小鱼干、黄豆及其制品、鸡精等。

香 蕉
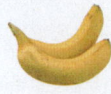
- 含有丰富的钾元素,食用后会诱发高血钾症。

土 豆
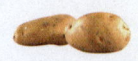
- 富含钾元素,对改善病情非常不利。

> **食物小百科**
>
> 很多家庭在吃芹菜时只吃茎而不吃叶,其实这是不科学的。因为芹菜叶中的营养成分要远远高于芹菜茎,而且还有一定的抗癌作用。

骨科病症

骨质疏松

骨质疏松是以骨组织显微结构受损、骨小梁数量减少、骨脆性增加和骨折危险度升高为特征的一种全身骨代谢障碍的疾病。此病以老年人较为常见。为了预防发生此病和缓解此病症状，专家建议应从平时的饮食加以调理治疗。

常见症状表现

◎ 身高缩短、椎体变形、周身骨骼疼痛。
◎ 肌肉疲劳、劳损、牙齿松动、脱落。

饮食原则须知

◎ 钙与维生素D同补，有利于人体对营养素的吸收。
◎ 注意烹调方法。一些蔬菜如菠菜、苋菜等，含有较多的草酸，影响钙的吸收。如果将这些菜在沸水中氽烫一下，滤去水再烹调，可减少部分草酸。

避免日常陷阱

◎ 不宜多吃糖。多吃糖会影响钙质的吸收，间接地导致骨质疏松症。
◎ 不宜用各种利尿药。

骨质疏松患者多吃宜吃的食物

牛奶、虾皮、虾、银鱼、海蜇、海参、干贝、海带、紫菜、香菇、黄豆、豆浆、栗子等。

虾 皮

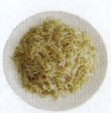

- 含有丰富的钙元素,能预防缺钙导致的骨质疏松症。

豆 浆

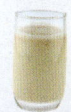

- 含有多种矿物质及维生素,经常适量饮用,可预防骨质疏松。

骨质疏松患者远离忌吃的食物

碳酸饮料、咖啡、浓茶、火腿肉、烤肉串等。

浓 茶

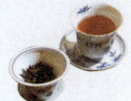

- 经常饮用浓茶会导致钙的流失,不利于控制病情。

碳酸饮料

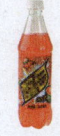

- 饮后会加速钙的流失,对骨质疏松患者的康复十分不利。

> **食物小百科**
>
> 在挑选豆子做豆浆时,无论是黄豆、绿豆或者黑豆,均宜挑选无霉烂、无虫蛀、大小匀称、圆润有光泽者。

适宜补充的营养素：镁

镁能够帮助钙进入骨头，也能把人体内的维生素D转化为活性状态。国外的相关专家做了一项实验，他们让31名已经度过更年期的骨质疏松患者每日补充250～750毫克镁，持续6个月，然后再改为补充250毫克镁，持续18个月。结果显示，其中22名女性患者骨密度增加，5名患者骨质流失有所减少。与此形成对比的是，在同一期间没有补充镁的23名骨质疏松患者骨密度呈显著的下降趋势。

对症偏方推荐

淫羊藿酒

配方 淫羊藿60克，白酒500毫升。

做法及用法 淫羊藿装入纱布袋中，扎紧袋口，然后浸泡于白酒中，3日后饮用，每晚睡前饮1小杯。

功效 益肾壮阳，强筋壮骨。

六味地黄汤

配方 熟地黄24克，山萸肉、山药各12克，泽泻、牡丹皮、茯苓各9克。

做法及用法 将以上中药全部一起用水煎服，每日1剂，不可过量。

功效 适用于骨质疏松。

对症食谱推荐

小资豆腐

材料 豆腐泡100克,猪肉糜200克,虾皮50克,鸡蛋(取清)1枚,葱花、姜末各适量,香菜叶少许。

调料 料酒各1大匙,酱油3小匙,高汤150毫升,盐、鸡精少许。

做法 ① 猪肉糜加盐、料酒、酱油拌匀,加虾皮、葱花、姜末、蛋清,调成肉馅,填入豆腐泡中。
② 煎锅内刷上油,将填好肉馅的豆腐泡入油锅中小火煎至金黄。
③ 锅内倒入高汤,加酱油、鸡精,煮至收汁,撒上葱花、香菜叶即可。

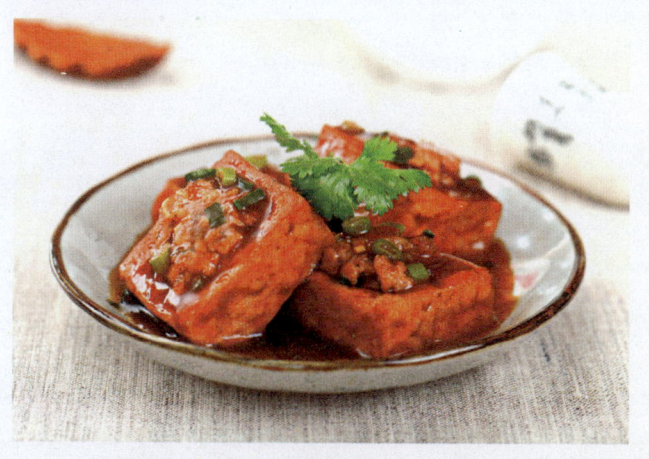

骨科病症

骨　刺

骨刺是指骨关节因种种原因造成软骨磨损、破坏，是一种自然的老化现象。根据患病部位不同，骨刺常见有颈椎处骨刺、腰椎处骨刺、跟骨处骨刺。专家提醒，除了要进行专业的治疗外，还要从日常的饮食调理做起。

常见症状表现

颈椎处骨刺：全身无力、颈痛、上肢麻木、肩痛。
腰椎处骨刺：腰部疼痛、肌肉无力、臀部沿大腿后侧向下肢放射性疼痛。
跟骨处骨刺：足跟疼痛。

饮食原则须知

◎ 骨刺患者平时一定要多吃富含B族维生素以及硒、铁、钙等矿物质的食物。
◎ 日常要注意饮食营养的均衡。

避免日常陷阱

◎ 少吃或不吃一些腌制的食物。
◎ 少吃橘子类水果，尤其是橘子、橙子。

骨刺患者多吃宜吃的食物

西蓝花、芹菜、南瓜、西红柿、青椒、猪瘦肉、牛肉、蘑菇、黑木耳、糙米、黄豆等。

西蓝花

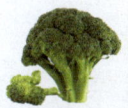

- 富含抗氧化剂,适量食用可预防并缓解骨刺症状。

西红柿

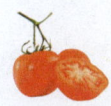

- 含有丰富的生物类黄酮,对预防骨刺有一定的辅助作用。

骨刺患者远离忌吃的食物

碳酸饮料、西瓜、哈密瓜、橘子、橙子等。

碳酸饮料

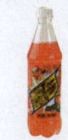

- 促使骨骼里的钙流失,加快骨骼的老化速度,易诱使骨刺产生。

哈密瓜

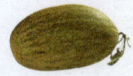

- 哈密瓜性质寒凉,食后易导致气滞血瘀,加重疼痛程度。

> **食物小百科**
>
> 骨刺患者食用西蓝花时,最好以清炒的制作方法,且不要炒得太久。

骨科病症

骨 折

骨折是骨的完整性或连续性受到破坏所引起的一种疾病。表现为疼痛、肿胀、畸形、功能障碍等,经X线正、侧、斜位或特殊位拍片,可予以诊断。骨折患者经及时恰当处理,多数预后较好,少数患者可留有不同程度的后遗症。

常见症状表现

◎ 疼痛、畸形、肿胀、青紫。
◎ 骨擦音、功能障碍。

饮食原则须知

◎ 宜食用易消化的食物。骨折患者往往食欲缺乏,时有便秘。因此,其食物既要有营养,又要易消化。
◎ 平时宜适量吃些水果、蔬菜。
◎ 多喝水,多排尿,避免尿路结石和泌尿系统感染。

避免日常陷阱

◎ 忌偏食,不宜饮酒。
◎ 忌过量进食白糖。
◎ 忌食辛辣、燥热、油腻的食物。

骨折患者多吃宜吃的食物

三七、山楂、芹菜、白菜、鱼类、肉骨头、黑豆、鹌鹑等。

三 七
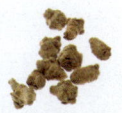
- 止血，定痛，促进血肿吸收，适用于早期骨折。

山 楂
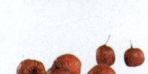
- 止痛，止血化瘀，行气导滞。

莲 藕
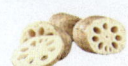
- 凉血散瘀，适用于骨折、软组织损伤及早期瘀血患者。

桂 圆
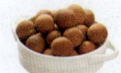
- 含铁量高，可促进血红蛋白再生，对骨折患者具有良好的补益作用。

骨折患者远离忌吃的食物

酒、花生、羊肉、各类糖品等。

羊 肉
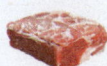
- 食用羊肉对骨折愈合不利。

花 生
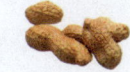
- 所含的营养成分会导致瘀血不散，并加重血瘀和血肿的程度。

适宜补充的营养素：锰

现代科学研究显示，人体若长时间缺锰易诱发骨折。其原因在于，锰能参与人体多种酶的代谢，是激活剂；锰能促进骨的钙化过程，促进铜和某些维生素的利用，促进蛋白质的代谢，增加维生素D在体内的蓄积，这对防止骨质疏松、促进骨折康复均有意义。通常情况下，人体内含锰量为12~20毫克。

现代科学研究发现，人体每日摄入锰需4~5毫克。含锰较高的食品有黄豆、紫菜、黑芝麻、黑木耳等。尽管食物中含有大量的锰，体内依然会缺乏，此种情况就应从调理消化吸收功能入手了。

对症偏方推荐

白及方

配方 白及适量。

做法及用法 白及研末，每次用酒调6克，口服，每日2~3次。

功效 适用于骨折损伤。

骨碎补方

配方 骨碎补100克。

做法及用法 骨碎补捣烂，外敷于患处。

功效 具有补肾、活血的作用。适用于骨折伤痛。

对症食谱推荐

五花烧墨鱼

材料 墨鱼条500克，五花肉块200克，莲藕块50克，葱段、蒜片、姜片、干辣椒段各适量，香菜叶少许。

调料 白糖5克，豆瓣酱3大匙，料酒1/2小匙，老抽适量，花椒少许。

做法 ① 烧热油锅，入花椒、干辣椒段爆香，再加豆瓣酱炒香，加葱段、姜片、蒜片翻炒，烹入五花肉块翻炒，加入没过食材的清水，转大火烧沸，淋料酒调味。
② 加莲藕块、墨鱼条翻炒，调入白糖，烹入老抽调色。大火烧沸后，转小火煮20分钟，最后大火收汁撒上香菜叶即可。

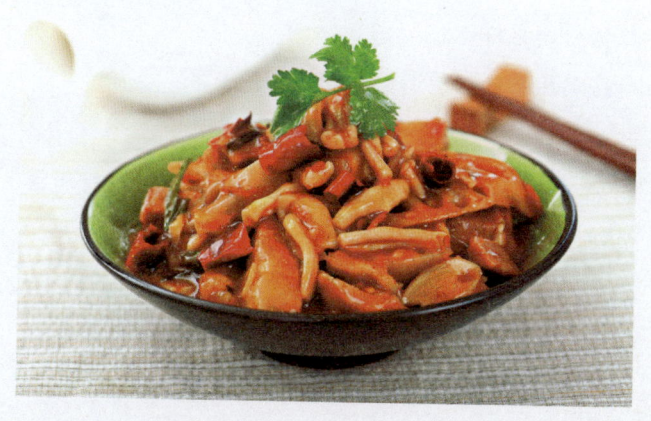

五官科病症

口腔溃疡

口腔溃疡是一种反复发作的慢性口腔黏膜病，该病与机体抵抗力下降、情绪失调、内分泌紊乱、真菌感染等有关。口腔溃疡的原因有很多，相当一部分的口腔溃疡与某些营养物质摄入过少有关。

常见症状表现

◎ 口唇干燥、脓包、口苦、痛性舌红。
◎ 舌头上的溃疡长时间不痊愈。

饮食原则须知

◎ 饮食要多样化。
◎ 应食用质软、易消化的食物，多喝水。

避免日常陷阱

◎ 如果溃疡反复发作均是由食物过敏引起的，则应避免食用那些引起过敏反应的食物。
◎ 辛辣的食物也会增加疼痛感，应避免食用。
◎ 避免食用含香料的食品及其他可能刺激口腔的食物。
◎ 不宜食用多渣和高纤维食品。

口腔溃疡患者多吃宜吃的食物

紫菜、麦冬、梨、萝卜、竹笋、丝瓜、菠菜、海带、香蕉、草莓、金银花、柿子、冬瓜等。

金银花
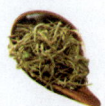
- 散热解毒,可以促进由内热引起的溃疡的愈合。

柿 子
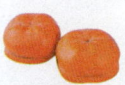
- 清热去燥。
- 具有预防和治疗的双重作用。

西瓜皮
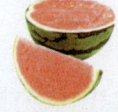
- 清热解毒。
- 利尿去火。

口腔溃疡患者远离忌吃的食物

虾、大蒜、韭菜、洋葱、辣椒、生姜、羊肉、花椒等。

辣 椒
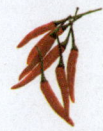
- 辛辣食物,容易使人上火,加重口腔溃疡。

羊 肉
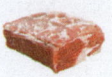
- 多食羊肉会导致上火,也会造成口腔溃疡反复发作。

适宜补充的营养素：维生素B_2

现代研究证实，维生素B_2对预防口腔溃疡的效果十分显著。但是，因为人们不可能预知溃疡什么时候会发生，所以不能只在溃疡发作时才服用维生素B_2。

许多专家建议人们每日摄入一些含有维生素B_2的食物，如鱼肉、动物肝脏等，对预防和消除口腔内、唇、舌及皮肤的炎症有好处，尤其对预防口腔溃疡的发生意义重大。

需要特别注意的是，如果已经出现口腔溃疡的症状，则需要每日服5~10毫克的维生素B_2，每日3次，直到溃疡面全部消失为止。

对症偏方推荐

生白矾方

配方 生白矾适量。

做法及用法 生白矾研末，敷在患处，每日1~2次。

功效 适用于口腔溃疡。

柏子仁茶

配方 新柏子仁30克。

做法及用法 柏子仁开水冲泡，代茶饮。每日1次，一般2~4次就有效。

功效 适用于口腔溃疡。

对症食谱推荐

柿子决明茶

材料 鲜柿子2个（约500克），草决明15克。

调料 无。

做法 ① 草决明打碎，用水煎煮15分钟，取汁液100毫升，待用。

② 鲜柿子洗净，去皮，用纱布绞取汁液，备用。

③ 将柿子液与冷却后的决明子汁液混匀，入锅中稍煮即成。

小贴士 此茶如果放入冰箱冰镇后再取出食用起来别有一番风味，且不刺激溃疡面。

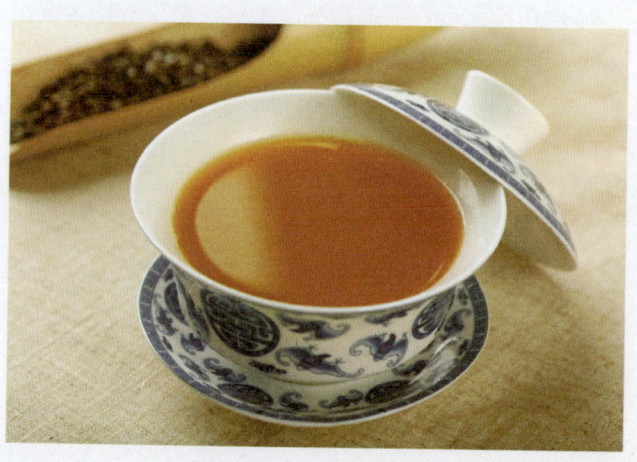

五官科病症

扁桃体炎

扁桃体炎一般是指腭扁桃体的非特异性炎症,主要分为急性扁桃体炎和慢性扁桃体炎。急性扁桃体炎大多在机体抵抗力降低时感染细菌或病毒所致,慢性扁桃体炎是由于急性扁桃体炎反复发作所致。

常见症状表现

◎ **急性扁桃体炎**:吞咽困难、口干燥、鼻塞、咽侯红肿、咳嗽痰黄、声音嘶哑、发热恶寒。

◎ **慢性扁桃体炎**:咽部微痛、微痒、口干不喜多饮、舌质红或干少苔、干咳无痰、口臭、喉核肥大、咽部异物感。

饮食原则须知

◎ 饮食宜清淡,食物属性宜凉、宜寒。
◎ 常吃蔬菜、水果、豆类及滋润性强的食品。
◎ 平时要多喝水,注意饮食均衡。

避免日常陷阱

忌食辛辣刺激品及油煎食物。

扁桃体炎患者多吃宜吃的食物

西红柿、豆腐、豆浆、草莓、梨、冰糖、蜂蜜、麦冬、桔梗、生甘草等。

桔 梗
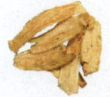
- 祛痰,排脓,滋阴降火,宣肺利咽。

麦 冬
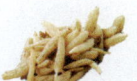
- 养阴清热,生津润肺,止咳祛痰,利咽消肿。
- 扁桃体炎患者可以煎水服用。

草 莓
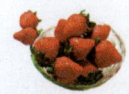
- 清热生津,适用于烦热干渴、咽喉肿痛等。

扁桃体炎患者远离忌吃的食物

花椒、咖喱、猪肉、猪油、苹果、姜、大蒜、油条等。

咖 喱
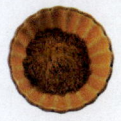
- 咖喱为辛辣食物,多食会加重扁桃体炎症状。

油 条
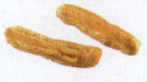
- 属于热性食物,过多食用只会让扁桃体炎更为严重。

五官科病症

咽喉炎

咽喉炎多由细菌或病毒引起的一种疾病,可分为急性和慢性两种。急性咽喉炎常为上呼吸道感染的一部分,多由病毒感染引起。急性咽喉炎反复发作可转为慢性咽炎,长期烟酒过度也可以引起慢性咽炎。专家建议,咽喉炎患者应注意合理膳食。

常见症状表现

◎ **急性咽喉炎**:咽部干痒、疼痛、吞咽时疼痛感加重、咽侧受累就会有明显的耳痛。

◎ **慢性咽喉炎**:咽部干痒、易干呕、有异物感、咽部有胀感、分泌物多而灼痛。

饮食原则须知

◎ 饮食以清淡、易消化为原则。

◎ 营养充足,合理膳食,保证优质蛋白质、维生素、无机盐的摄入,注意多喝水。

避免日常陷阱

◎ 忌食油炸、烧烤、爆炒食物。

◎ 不要吃辛辣、油腻、过咸的食物。

咽喉炎患者多吃宜吃的食物

急性咽喉炎：草莓、橄榄、黄瓜、雪梨等。

慢性咽喉炎：海带、蜂蜜、莲藕、葡萄等。

橄 榄

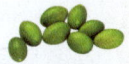

- 清热解毒，利咽生津。可治疗咽喉肿痛，吞咽不利。

草 莓

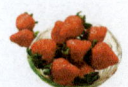

- 清热消炎。
- 缓解咽喉肿痛。

口腔溃疡患者远离忌吃的食物

急性咽喉炎：辣椒、咖啡等。

慢性咽喉炎：冻西瓜、凉果汁、榨菜、胡椒等。

榨 菜

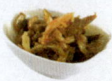

- 对咽喉有较强的刺激性，多食容易加重咽喉炎的症状。

辣 椒

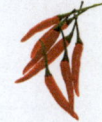

- 辛辣之物刺激性太强，容易加重病情。

> **食物小百科**
>
> 咽喉炎患者日常可以多喝一些用鲜草莓榨的汁，或者用橄榄泡水喝。

五官科病症

牙 痛

牙痛是口腔科牙齿疾病最常见的症状之一。很多牙病能引起牙痛，如龋病（龋齿）、急慢性牙髓炎、牙周炎、牙龈炎等。此外，某些神经系统疾病和某些慢性疾病也可以引起牙痛。但是，无论哪种病因引起的牙痛，都应注意饮食调理。

常见症状表现

◎ 牙齿疼痛难忍、患侧面部肿痛。

◎ 无法咀嚼食物。

饮食原则须知

◎ 宜多吃清胃火及清肝火的食物。

◎ 宜吃一些富含营养的流质饮食和少渣食物，避免用病变部位咀嚼而加剧疼痛。

避免日常陷阱

◎ 忌吃发物。

◎ 少喝碳酸饮料。

◎ 忌吃辛辣食物。

◎ 忌酒、热性动火及过硬、过酸、过冷的食物。

牙痛患者多吃宜吃的食物

南瓜、西瓜、荸荠、芹菜、苦瓜、白萝卜、绿豆等。

荸荠

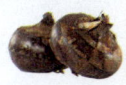

- 清胃火、肝火。
- 清热解毒。
- 可以缓解虚火牙痛。

白萝卜

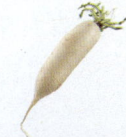

- 性凉,可清热祛火。
- 消肿抗菌,缓解牙痛。

牙痛患者远离忌吃的食物

辣椒、酒、洋葱、茴香、丁香、砂仁、韭菜、香椿头、牛肉、螃蟹、红枣、糖、苹果、榴莲等。

茴香

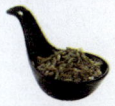

- 性温,过量食用容易导致上火,从而引发牙痛。

红枣

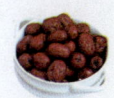

- 食用后会加重牙痛症状,或者导致牙痛复发。

榴莲

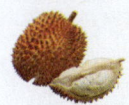

- 多食榴莲容易导致身体燥热,引起上火牙痛。

五官科病症

龋病

龋病是一种由口腔中多种因素综合作用引起的牙齿硬组织进行性损伤，表现为无机质的脱矿和有机质的分解，随着病程的发展而由色泽变化到实质性病损的演变过程。通过饮食来预防龋齿是一种比较直接有效的方法。

常见症状表现

◎ 牙齿疼痛、牙齿变成棕色。

◎ 牙齿表面有孔洞。

饮食原则须知

◎ 维生素A能增加牙床黏膜的抗菌能力。

◎ 宜吃含磷量高的食物，因为磷酸盐可以形成缓冲系统，以防止口腔过度酸化。

避免日常陷阱

◎ 忌甜食。甜味食物被分解后，产生的物质覆盖在牙齿上，形成龋斑，再经细菌作用，生成酸，先腐蚀牙质，再损害牙本质。

◎ 忌食过冷、过硬的食物。

龋病患者多吃宜吃的食物

白菜、胡萝卜、茼蒿、葱头、豆芽、青椒、苹果、芹菜、韭菜、竹笋、虾皮、骨头、牡蛎、海带、紫菜、泥鳅、鱼肉松、蛋黄粉、黑木耳、黄花菜、香菇、荠菜、油菜等食物。

豆 芽

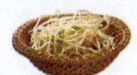

- 豆芽富含纤维，咀嚼时会增加唾液的分泌量，有利于清洁牙面。
- 富含维生素B_2，常吃可抑制细菌滋生。

虾 皮

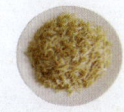

- 虾皮富含钙元素，可以起到坚固牙齿的作用，容易长龋齿的人可以多吃虾皮。

龋病患者远离忌吃的食物

黄瓜、桃子、山楂、螃蟹、毛蚶、蛏子、河蚌、螺、梅干、醋、糖果等食物。

梅 干

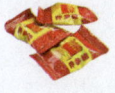

- 可腐蚀龋齿部位。
- 影响牙齿的坚硬度。

糖 果

- 糖类容易黏附在牙齿表面，侵害牙本质，导致龋洞。

五官科病症

牙周炎

牙周炎是指发生在牙龈、牙周韧带、牙骨质和牙槽骨部位的慢性炎症,多数病例由长期存在的牙龈炎发展而来,形成牙周袋和牙槽骨吸收症状。牙周炎病程发展缓慢,可防可控,在日常生活中,合理搭配饮食就可以在一定程度上预防牙周炎。

常见症状表现

◎ 牙根露出、牙龈萎缩、牙龈出血、口臭。
◎ 牙齿变长、牙结石、牙龈颜色深红发紫。

饮食原则须知

◎ 可以多吃富含木糖醇的口香糖。木糖醇能抑制突变细菌的生长,降低蛀牙、牙周炎等牙齿疾病的发生。
◎ 三餐要定时定量,餐后要及时用清水漱口。
◎ 供给多种维生素,尤其是维生素C和维生素D。同时,还应注意补充维生素E、B族维生素及叶酸。

避免日常陷阱

◎ 要远离高酸性的食物。
◎ 忌食油炸滋腻、腥膻等刺激性食品。

牙周炎患者多吃宜吃的食物

芹菜、豆芽、菠菜、茼蒿、芥菜、石榴、苹果、梨、大麦、小麦、虾、牛奶、鸡蛋、豆制品等。

茼 蒿

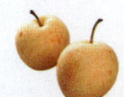

- 清热解毒。
- 富含维生素D,有利于钙在牙齿沉着。

梨

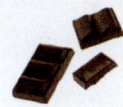

- 防治牙龈出血。
- 生津清热,用于胃火过旺引起的牙周炎。

牙周炎患者远离忌吃的食物

巧克力、碳酸饮料、蜂蜜、芥末、咖喱等。

巧克力

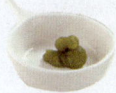

- 容易发酵生酸,滋生细菌,破坏牙龈,加重牙周炎。

芥 末

- 辛辣食物,易引起上火,导致牙周炎加重或复发。

食物小百科

饭后吃鲜梨,咀嚼能当"护牙剂"。梨中的清脆的颗粒可有效清除牙缝里的菌斑。

五官科病症

鼻 炎

鼻炎是鼻腔黏膜和黏膜下组织的炎症，表现为充血或水肿。鼻炎分为急性、慢性、变应性和萎缩性四种类型。各型鼻炎症状各异，危害极大，给人们的生活、工作带来了极大的影响。患者可以通过日常饮食加以调养。

常见症状表现

◎ **急性鼻炎**：高烧、鼻塞、流泪和大量清水涕。

◎ **慢性鼻炎**：鼻塞、流涕。

◎ **变应性鼻炎**：鼻痒、耳闷。

◎ **萎缩性鼻炎**：分泌物黏稠、鼻腔、鼻咽部干燥、嗅觉减退或完全消失、头痛、头晕、鼻塞。

饮食原则须知

◎ 急性鼻炎者宜多喝水。

◎ 慢性鼻炎者宜多吃蔬菜。

避免日常陷阱

◎ 各类鼻炎患者在服药期间，应尽量避免吃萝卜。

◎ 萎缩性鼻炎患者不宜吃燥热、辛辣的食物。

鼻炎患者多吃宜吃的食物

急性鼻炎：菊花、蜂蜜等。

慢性鼻炎：橘子、油菜等。

变应性鼻炎：玉米等。

萎缩性鼻炎：牛奶等。

橘 子

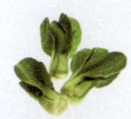

- 缓解鼻塞。
- 改善鼻腔充血和过敏症状。

油 菜

- 油菜含有大量胡萝卜素和维生素C，有助于增强机体免疫能力。

鼻炎患者远离忌吃的食物

急性鼻炎：雪糕、梨等。

慢性鼻炎：辣椒、桂圆等。

变应性鼻炎：柠檬等。

萎缩性鼻炎：椰子、辣椒等。

梨

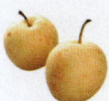

- 性凉，急性鼻炎者忌食。

辣 椒

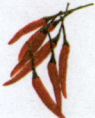

- 辛辣之物易加重病情。

五官科病症

干眼症

干眼症是指眼睛泪液分泌异常,无法保持眼睛湿润所引发的眼球病变。干眼症的成因目前尚不清楚,治疗也没有一劳永逸的方法,因此,预防干眼症就显得很重要。平时在饮食中加入营养眼睛的食物,是最方便、有效的防治干眼症的方法。

常见症状表现

◎ 眼痛、畏光、眼睛疲劳。

◎ 眼睛有干涩感、眼睛有烧灼感、胀感、异物感。

饮食原则须知

◎ 平时要多吃新鲜的富含维生素A、维生素C、维生素E、叶黄素、胡萝卜素的蔬菜和水果。

◎ 多喝水对减轻眼睛干燥的症状很有帮助。

◎ 多吃高蛋白食物,如豆类等。

避免日常陷阱

◎ 忌食辛辣刺激性食物。

◎ 要少吃多糖、多油、多盐的食物。

干眼症患者多吃宜吃的食物

西红柿、芹菜、茄子、荸荠、黄瓜、冬瓜、乌梅、甘蔗、柿子、香蕉、鸭肉、乌骨鸡、小麦、绿豆、红小豆、黄豆、鲫鱼、银耳、黑木耳、阿胶、蜂蜜、蜂王浆、枸杞子、红枣、百合、莲子等食物。

红 枣

- 富含维生素A和维生素C。
- 可增强巩膜的坚韧性。

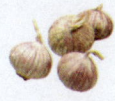

黄 豆

- 黄豆富含B族维生素,可增加视神经营养。
- 滋肝明目。

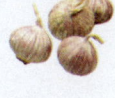

干眼症患者远离忌吃的食物

荔枝、金橘、槟榔、羊肉、牛肚、肉桂、人参、黄芪、白术、大蒜等。

大 蒜

- 蒜辛辣,食后易伤肝损眼。
- 容易导致视力下降。

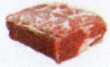

羊 肉

- 羊肉属于热性的食物,干眼症患者应尽量少吃羊肉,以免加重病情。

五官科病症

近 视

近视是指平行光进入眼内后在视网膜之前就已经形成焦点,导致外界物体不能在视网膜上形成清晰的影像,因此患者会感觉看远物模糊,看近物比较清楚。引起近视的原因有很多,日常饮食是其中之一,所以近视患者平时应注意膳食调理。

常见症状表现

◎ 视力疲劳、色觉异常、远视力降低。

◎ 眼球发生变化、光觉敏感性减退。

饮食原则须知

◎ 合理搭配粗粮和精细食物。进食适量的粗粮,可以补充铬,预防近视、保护眼睛。

◎ 多吃富含B族维生素和维生素C的食物,可及时清除人体疲劳时产生的代谢物质。

◎ 常吃五谷杂粮、橘子类水果,可预防视力衰退。

避免日常陷阱

忌偏食、挑食。忌吃得过软。吃硬质食物过少也是导致青少年近视的原因之一。

近视患者多吃宜吃的食物

　　动物肝脏、枸杞子、蓝莓、鱼类、牛肉、粗面粉、糙米、葡萄、香菇、银耳、黑木耳等。

枸杞子
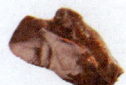
- 清肝明目。
- 改善假性近视。
- 抑制近视加深。

动物肝脏
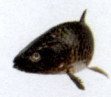
- 富含维生素A，可以保护眼睛。
- 维持正常视觉。

鱼　类
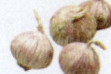
- 富含氨基酸及多种微量元素，为眼睛提供营养。

近视患者远离忌吃的食物

　　辣椒、葱、洋葱、生姜、大蒜、糖类、甜食等。

大　蒜
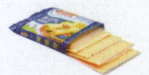
- 伤肝损目。
- 助火伤目。
- 加重眼疾。

全脂奶酪
- 使近视度数加重。

五官科病症

老花眼

　　老花眼是指眼睛随年龄的增长，晶状体硬化，以至于对光感调节功能降低，使光线的焦点不能准确聚集在视网膜上，而落在视网膜后面，造成视物不清的病症。老花眼可以通过饮食来调理，饮食得当将有助于缓解病情。

常见症状表现

◎ 头痛、近距离阅读模糊。

◎ 眼睛干涩、畏光、疲劳、多泪、眼睛酸胀。

饮食原则须知

◎ 饮食方面，用眼比较多的人平时应该多摄取富含维生素A和B族维生素的食物。

◎ 加强补益肝肾、健脾和胃的饮食调理。

◎ 在烹调食物的方法上，可以选择一些清蒸、水煮的方式来处理食物。

避免日常陷阱

◎ 忌吸烟。

◎ 忌吃甜食、辛辣、油腻食物。

老花眼患者多吃宜吃的食物

西红柿、黄瓜、大白菜、菠菜、芹菜、大蒜、葡萄、柠檬、香蕉、苹果、杏、羊肉、牛肉、兔肉、鸡蛋、山药、菊花等。

西红柿

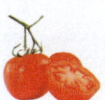

- 富含维生素C，可改善视力。
- 可明目，增强视力。

菊 花

- 缓解眼睛疲劳。
- 缓解眼睛干涩。
- 养肝明目。

老花眼患者远离忌吃的食物

碳酸饮料、浓茶、咖啡、全脂牛奶、蛋糕、饼干等。

全脂牛奶

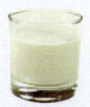

- 因为全脂牛奶中胆固醇含量过高，如果老年人还患有高血压等症，则会加重老花眼的症状。

> **食物小百科**
>
> 对于中老年人来说，日常更适宜喝脱脂牛奶，而不是全脂牛奶。

五官科病症

青光眼

青光眼是指眼内压间断或持续升高的一种眼病。持续的高眼压可以给眼球各部分组织和视功能带来一定损害，如不及时治疗，视力可能全部丧失甚至失明。青光眼不可小觑，防病控病应从日常饮食做起。

常见症状表现

◎ 视物朦胧、怕光、眼胀痛、干涩。
◎ 流泪、失眠、偏头痛。
◎ 眼球增大、角膜增大、角膜混浊。

饮食原则须知

◎ 要选择清淡、低盐的食品，炒菜不要过咸。
◎ 可适当多吃富含膳食纤维的食物。

避免日常陷阱

◎ 一般每次饮水不要超过500毫升。
◎ 忌喝酒、浓茶。大量饮酒可造成眼球毛细血管扩张，眼睛充血加重，甚至导致青光眼急性发作。
◎ 忌食烧烤油爆之品，以免灼津耗精伤血，助热生火。

青光眼患者多吃宜吃的食物

大白菜、生菜、菠菜、胡萝卜、冬瓜、丝瓜、橘子、香蕉、梨、红小豆、薏米、小米、玉米、燕麦、绿茶、蜂蜜、牛奶等。

蜂 蜜
- 健脾解毒，清火明目。
- 食用蜂蜜可降低眼压。

丝 瓜
- 降低眼压。
- 清热解毒。
- 利水利尿。

青光眼患者远离忌吃的食物

姜、葱、蒜、辣椒、茴香、桂皮、花椒、胡椒、芥末、咖喱、醋、猪油等。

茴 香

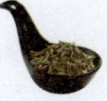

- 促使毛细血管扩张，引起眼压增高，青光眼发作。

> **食物小百科**
>
> 青光眼患者食用丝瓜尽量采用蒸或煮的烹饪手法，更有助于缓解病情。

五官科病症

夜盲症

夜盲症是指在暗环境下或夜晚，视力很差或完全看不见东西的病症。致病的根本原因在于视网膜杆状细胞缺乏合成视紫红质的原料或杆状细胞本身的病变。夜盲症是营养不良性眼病中比较常见的一种，因此，注意饮食尤为重要。

常见症状表现

◎ 斜视、视力减退、近视、不能在夜间开车。

◎ 夜间视力较白天视力差很多。

◎ 不能在光线不足的室内从事活动。

饮食原则须知

◎ 要注意摄入人体必需营养素。

◎ 处理食物要以清淡少油的烹调方式为主。

◎ 宜吃富含维生素A的食物，如胡萝卜、菠菜等。

避免日常陷阱

◎ 忌烟酒。

◎ 忌食油腻厚味、刺激性食物。

◎ 忌吃温燥伤阴、性热助火的食物。

夜盲症患者多吃宜吃的食物

菠菜、甘薯、羊肝、牛肝、海带、红枣、橘子、芝麻、黄豆、蘑菇、鸭肝等。

牛 肝
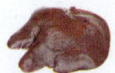
- 养肝宁神、益血补肝。
- 益气明目。

胡萝卜
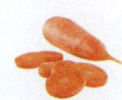
- 胡萝卜含有丰富的胡萝卜素，进入人体后可转变为维生素A。

海 带
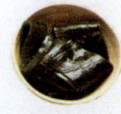
- 海带含丰富的维生素A原，能促进视紫质的合成，适量食用可预防和改善夜盲症。

夜盲症患者远离忌吃的食物

莴苣、芥菜、胡椒、花椒、辣椒、洋葱、葱、白酒等。

芥 菜
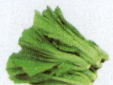
- 性热，容易导致上火伤肝。

莴 苣
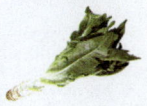
- 含有对视神经有刺激作用的成分，易引起夜盲症或其他眼疾。

五官科病症

结膜炎

结膜炎是结膜组织在外界和机体自身因素的作用下而发生炎性反应的统称。虽然结膜炎本身对视力影响一般并不严重,但是当其炎症波及角膜或引起并发症时,可导致视力的损害。患结膜炎者应及时就医治疗,同时也要注意饮食。

常见症状表现

◎ 眼睛发痒、流泪、眼睛干涩、刺痛、结膜充血。
◎ 畏光、分泌物增多、眼睛有异物感、烧灼感。

饮食原则须知

◎ 维生素D可以治疗结膜炎,患者可加大摄入量。
◎ 日常饮食要加大对水分的摄取。
◎ 饮食以清淡为宜,多吃营养丰富的食物和新鲜蔬菜。

避免日常陷阱

◎ 忌烟酒。
◎ 忌发物。
◎ 经烧烤、煎炸等方式处理的食物要尽量避免。
◎ 要避免辛辣与生冷的食物,以免炎症加重。

结膜炎患者多吃宜吃的食物

丝瓜、冬瓜、胡萝卜、苋菜、菠菜、茭白、荸荠、西瓜、柠檬、樱桃、石榴、香蕉、薏米、红小豆、黑豆、鸡肉、动物肝脏、酵母、鱼肝油、鱼腥草、绿豆、空心菜、西红柿、百合、白菜、罗汉果等食物。

动物肝脏
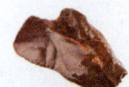
- 富含对结膜炎有益的维生素A,可增加眼睛的免疫力。

鱼腥草
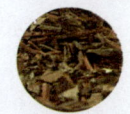
- 清热,利湿,解毒,有效减轻结膜炎病症,缩短病程。

结膜炎患者远离忌吃的食物

羊肉、带鱼、螃蟹、酒、葱、大蒜、姜、辣椒、胡椒等。

带　鱼
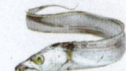
- 带鱼属于发物,会导致结膜炎患者的病情加重或复发。

酒
- 酒属于发物,可能会延缓结膜炎治愈的时间。

五官科病症

白内障

老化、遗传、局部营养障碍、外伤等，都能引起晶状体代谢紊乱，导致晶状体蛋白质变性而发生混浊，称为白内障。临床实践证明，在白内障的发展过程中，饮食有着非常重要的作用，如果能合理饮食，则可以有效减缓白内障的发展。

常见症状表现

◎ 白瞳症、视力障碍、眼压升高。

◎ 黄斑囊样水肿、眼部有灼伤感。

饮食原则须知

◎ 据研究，在晶状体中锌的含量较高，而患有白内障的人晶状体中含锌量明显减少。因而患有白内障的人应多吃些含锌丰富的食物，如花生、小米、萝卜等。

◎ 类叶红素具有抗氧化作用，使晶状体保持透明状态，因而白内障患者宜多吃此类食物。

避免日常陷阱

◎ 忌喝太多牛奶，以每日不超过500毫升为宜。

◎ 减少或控制甜食。

白内障患者多吃宜吃的食物

豆芽、油菜、胡萝卜、菠菜、南瓜、石榴、木瓜、葡萄、花生、腰果、菊花茶、豆腐等。

腰 果

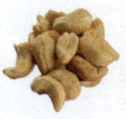

- 含有丰富的抗氧化剂,可减少自由基对眼睛的伤害。
- 缓解眼部疲劳。
- 可改善视力。

石 榴

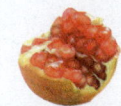

- 降低对眼睛晶状体的损伤。
- 有明目功效。
- 富含维生素C,可延缓病情。

白内障患者远离忌吃的食物

肥肉、荞麦、咖啡、猪油、咖喱、胡椒、葱、辣椒等。

咖 喱

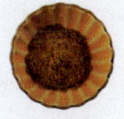

- 其较强的刺激性会加剧眼晶状体混浊和视力模糊。

肥 肉

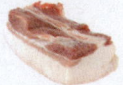

- 容易导致眼睛晶状体营养代谢失调,对病情不利。

五官科病症

中耳炎

中耳炎俗称"烂耳朵",是耳鼓室黏膜的炎症,在中耳部发生感染。病菌进入耳鼓室后,当机体的抵抗力减弱或细菌毒素增强时就会产生炎症。专家提醒,许多食物都有抗菌消炎、通耳利听的作用,合理饮食有助于疾病的恢复。

常见症状表现

◎ 耳内疼痛、夜间加重、听力减退。

◎ 发热、恶寒、大便秘结、口苦、小便红或黄。

饮食原则须知

◎ 宜食用具有清热消炎作用的新鲜蔬菜。

◎ 如治疗过程中用的是抗组胺药物,可通过喝大量的水来补充流失的液体。

避免日常陷阱

◎ 忌吃坚硬难咬的食物。

◎ 忌吸烟饮酒。

◎ 忌食肥腻厚味食物。因为这些食物极易聚湿生痰,助热化火,可以使体内湿热内盛,进而使症状加深。

中耳炎患者多吃宜吃的食物

芹菜、茄子、茼蒿、黄瓜、苦瓜、冬瓜、薏米、黄豆、大白菜、香蕉、苹果、梨、豆浆、牛奶等。

芹 菜

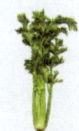

- 清热祛火。
- 富含多种维生素,可消炎杀菌。

黄 豆

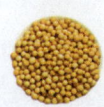

- 补充患病期间身体消耗的组织蛋白质。
- 修复身体代谢功能。

中耳炎患者远离忌吃的食物

辣椒、鱼、虾、螃蟹、公鸡、牛肉、腌肉、冰淇淋等。

辣 椒

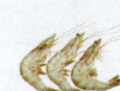

- 属于温热辛辣之品,可使内热加重,病情更严重。

虾

- 容易成为致敏原,诱发中耳炎,或者使病情加重。

牛 肉

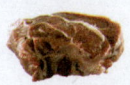

- 牛肉会防止热毒内攻,加重中耳炎症状,或使病程延长。

适宜补充的营养素：维生素C

维生素C是典型的抗氧化剂，具有解毒、增强免疫力、防止感染的功效，能有效预防中耳炎的发展，并可达到促进疾病康复的目的。

在使用维生素C片剂治疗中耳炎时，不仅可以内服，外用治疗也有一定的效果。要先把维生素C碾碎，用水溶解，然后倒入耳中。接下来用双手堵住耳朵，轻轻地摇晃头部，摇晃的幅度不要太大。3～5分钟后将溶液倒流出耳外，再用清水洗一遍耳朵即可。每日2次，15日为一个疗程。

对症偏方推荐

川黄连方

配方 川黄连9克。

做法及用法 将川黄连浓煎过滤，每日滴入患耳数次。

功效 适用于中耳炎。

广郁金方

配方 广郁金1枚，香油、冰片各少许。

做法及用法 广郁金蘸香油少许，放在清洁过的缸片上，磨取浓汁，再放冰片调匀。用药棉拭净耳内脓液，再用此油滴耳。

功效 适用于中耳炎。

对症食谱推荐

红烧猪尾

材料 猪尾2根,生栗子肉50克,花生、干黄豆(泡发)各30克,葱段、姜片各适量。

调料 冰糖10克,料酒3大匙,盐1小匙,老抽1大匙,香叶2片,桂皮1小块,大料1粒。

做法 ① 猪尾用清水洗净,剁块。

② 锅内加冷油,放入冰糖,小火慢慢将冰糖熬化,加猪尾块,小火炒至猪尾皮变色,烹入料酒,再加葱段、姜片、桂皮、香叶、大料略微翻炒。

③ 在锅中加水漫过猪尾块,加剩余材料搅匀。

④ 大火烧开后调入老抽,汤汁烧尽时,加盐即可。

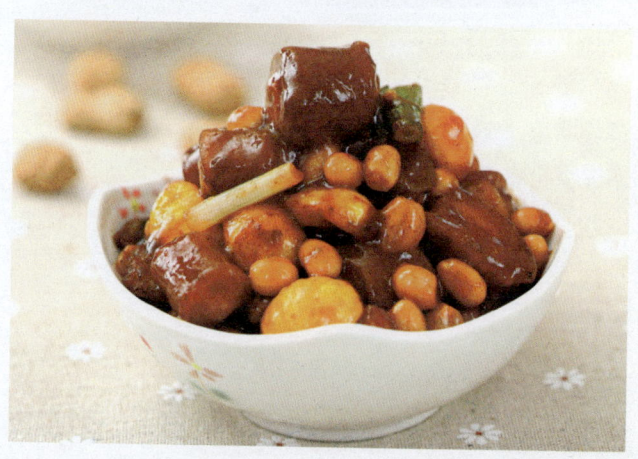

皮肤科病症

湿疹

湿疹是由多种内外因素所致的一种常见且伴有瘙痒的过敏性皮肤病,发病原因未明。但一般认为,过敏体质是发病的主要原因。湿疹按其发病速度可分为急性湿疹、亚急性湿疹及慢性湿疹三种。

常见症状表现

◎ **急性湿疹**:感染、渗液、红斑、丘疹、皮肤起小水泡、水泡糜烂。

◎ **慢性湿疹**:皮肤变得粗糙、患处肥厚且呈苔藓样。

饮食原则须知

◎ 平时多吃含维生素较多的食物,多吃水果和新鲜蔬菜。

◎ 饮食宜清淡。湿疹患者十分适合通过食用粥膳进行调理,可多食具有清热利湿功效的粥膳。

◎ 水果和蔬菜一定要洗净后再吃,防止某些植物促生长剂、农药引起湿疹。

避免日常陷阱

◎ 避免食用刺激性食物。

◎ 限制或禁用某些食物,应因人而异,要有针对性。

湿疹患者多吃宜吃的食物

黑木耳、甘薯、苹果、柚子、草莓、土豆、红小豆、山药、绿豆、泥鳅等。

山 药
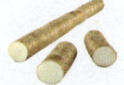
- 养脾益气,健胃除湿。
- 健脾利湿,对于脾失健运导致的湿热内生有改善作用。

泥 鳅
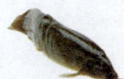
- 利水,解毒,清热祛湿,可辅助改善湿疹症状。

红小豆
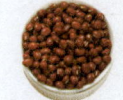
- 利水除湿,清热解毒,很适合湿疹患者食用。

湿疹患者远离忌吃的食物

菠萝、辣椒、鲈鱼、鲢鱼、黄鳝、螃蟹、葱、胡椒、淡菜、紫菜等。

黄 鳝
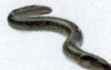
- 为发物,容易导致皮肤瘙痒,从而诱发疥疮。

鲢 鱼
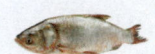
- 热性,易诱发或加重皮肤湿疹。

适宜补充的营养素：维生素D、维生素C

维生素D具有促进皮肤新陈代谢，增强人体对湿疹、疮疥抵抗力的作用，湿疹患者可以适当摄取。此类营养素既可以通过药剂补充，又可以通过食用含维生素D丰富的食物加以补充，但值得注意的是，具体的补充方法需征求医生的建议。

另外，还可以适量补充维生素C，现代科学研究表明，维生素C有使皮肤保持洁白细嫩的功能。湿疹患者适当补充维生素C，可加速伤口的愈合速度，对病情康复有利。

对症偏方推荐

桑葚百合止痒方

配方 桑葚、百合各30克，红枣10枚，橄榄9克。

做法及用法 将上述4味材料一起加水煎服。每日1剂，宜连续服用10~15天。

功效 具有止痒的功效。

丝瓜子酒

配方 丝瓜子30克，白酒200毫升。

做法及用法 将丝瓜子置容器中，加入白酒，煎煮成100毫升，去渣即成，临睡顿服。

功效 清泻肝经湿热。

对症食谱推荐

特质咖喱鸡

材料 鸡腿肉400克,山药块200克,胡萝卜块100克,洋葱块50克,姜末、蒜末各适量,香菜叶少许。

调料 蚝油2大匙,黄油2小匙,黑糖1小匙,咖喱2块,料酒、盐、生抽、白糖各适量。

做法 ① 鸡腿肉块加料酒、盐、生抽、白糖腌渍2小时;山药块与胡萝卜块入锅中氽烫,捞出,沥干。

② 黄油入锅化开,加蒜末、姜末、洋葱块炒香,加入香菜外的剩余材料,调入黑糖、蚝油调味。

③ 加水煮沸,将胡萝卜块、山药块煮至熟,再加咖喱块拌匀,慢煮15分钟,装盘后撒上香菜叶即可。

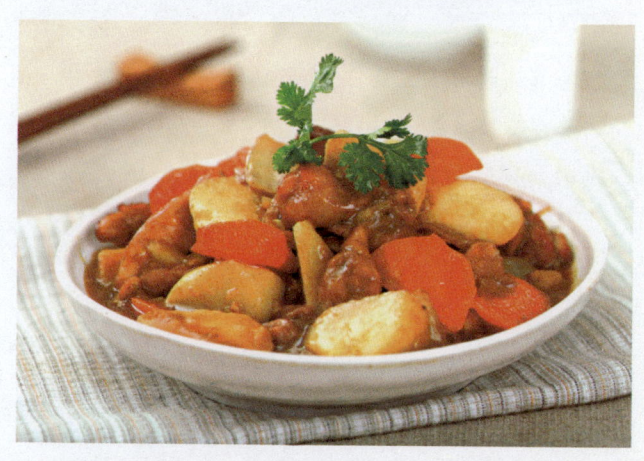

皮肤科病症

荨麻疹

荨麻疹是一种常见的皮肤病,俗称风团、风疙瘩、风疹块,是由于皮肤、黏膜小血管扩张及渗透性增加而出现的一种局限性水肿反应。本病病因复杂,包括许多内外源性因素,食物对此病也有一定影响。

常见症状表现

◎ 发热、头痛。

◎ 皮肤有压痕、四肢苔藓样变。

饮食原则须知

◎ 宜吃清热解毒的食物。

◎ 平时多吃富含维生素C的食物。

◎ 平时一定要吃清洁、易消化的食物,如面条、米饭、粥等,同时搭配新鲜蔬菜。

避免日常陷阱

◎ 忌油腻食物。

◎ 忌抽烟、饮酒。

◎ 不要长时间、多品种地限制饮食,否则对健康不利。

荨麻疹患者多吃宜吃的食物

菠菜、茼蒿、豆芽、油菜、西红柿、苹果、香蕉、柿子、葡萄、柠檬、橘子、豆浆、大米、高粱、大麦、小麦、薏米、梨、绿豆、猕猴桃等。

豆 浆
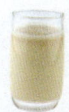
- 富含可以缓解过敏的游离氨基酸,对缓解病情有利。

西红柿
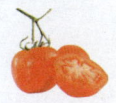
- 经常饮用番茄汁可以起到止痒收敛的作用。

荨麻疹患者远离忌吃的食物

鱼、虾、牡蛎、蛋类、奶酪、葱、大蒜、可可、芥末、胡椒、花椒等。

牡 蛎
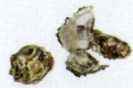
- 含有变应原成分,食用后易诱发过敏。

虾
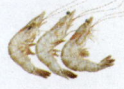
- 容易引发或加重过敏反应使病情加重或延长病程。

花 椒
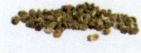
- 十分容易成为致敏原,容易引发荨麻疹或加重病情。

皮肤科病症

皮肤过敏

皮肤过敏是一种很常见的过敏情况。从医学角度讲，皮肤过敏主要是指当皮肤受到各种刺激时表现出的种种不适反应。敏感性肌肤是一种不安定的肌肤，其护理要特别留意，在日常饮食中一定要多加注意，以防因饮食不当而引起过敏。

常见症状表现

◎ 起丘疹、皮肤瘙痒。
◎ 皮肤划痕症、皮肤有压痕、皮疹呈瘀点。

饮食原则须知

◎ 宜多食水果、蔬菜。
◎ 饮食要均衡，最好包括含丰富维生素C的水果、蔬菜和其他含B族维生素的食物。
◎ 饮用大量清水，它能在体内滋润皮肤。
◎ 可以多吃一些具有抗过敏功能的食物。

避免日常陷阱

◎ 要远离烟和酒。
◎ 要少食用油腻、甜食及刺激性食物。

皮肤过敏患者多吃宜吃的食物

菠菜、西红柿、冬瓜、苹果、梨、黑木耳、银耳、香菇、糯米、黄豆等。

苹 果

- 可及时消除体内的垃圾。
- 可促进消化、排泄系统的通畅。

西红柿
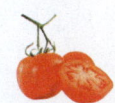
- 抗真菌、清热解毒。
- 使皮肤细腻光滑。

皮肤过敏患者远离忌吃的食物

鱼类、虾、螃蟹、贝类、蛋类、牛肉、羊肉、花生、核桃、胡椒、茴香、咖啡、碳酸饮料等。

蛋 类
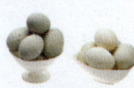
- 容易成为致敏原,进而导致皮肤过敏加重或复发。

鱼 类
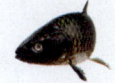
- 鱼类中的蛋白质容易导致皮肤过敏。

食物小百科

用苹果做成的酒有滋养肌肤、美丽容颜、瘦身的功效。

皮肤科病症

皮 炎

皮炎是指一种皮肤炎症,代表皮肤对于化学制剂、细菌与真菌等物质的变应性反应。不良的洗脸习惯是造成皮炎的主要原因。另外,大脑皮质兴奋和抑制过程中平衡失调也可诱发皮炎。饮食对这种疾病有一定的影响。

常见症状表现

◎ 瘙痒肿胀、潮红。
◎ 皮肤干燥、皮肤灼热、皮肤起泡。

饮食原则须知

◎ 宜经常食用清淡爽口的食物。
◎ 宜多食富含锰的食物,因为锰元素参与机体的代谢,能减少有毒物质对皮肤的损害。
◎ 老年人皮炎多为血虚、阴虚所致,若血脂正常,可适当吃些含油质较多的食物,如核桃、花生等。

避免日常陷阱

◎ 避免食用可能致敏的食物。
◎ 避免饮酒。

皮炎患者多吃宜吃的食物

胡萝卜、芹菜、菠菜、油菜、大白菜、土豆、豌豆、香蕉、黄豆、苦参、玉竹、何首乌等。

香 蕉
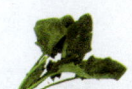
- 抑制细菌、真菌的滋生。
- 缓解皮肤瘙痒。清热解毒。

菠 菜
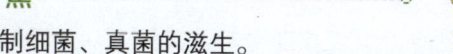
- 促进新陈代谢,清洁皮肤。
- 促进皮肤修复生长。

皮炎患者远离忌吃的食物

小麦、黑麦、燕麦、大麦、海鲜、羊肉、辣椒、葱、蒜、姜、浓茶、咖啡、烟酒等。

辣 椒
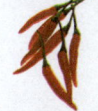
- 具有强烈刺激性,易诱发或加重皮炎。

海 鲜
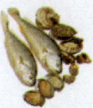
- 容易成为致敏原,使皮炎复发或加重,有过敏体质的人应忌食。

食物小百科

菠菜提取物具有促进培养细胞增殖的作用,既抗衰老又能增强青春活力。

皮肤科病症

痤 疮

痤疮俗称"粉刺",是一种多发于青少年的毛囊皮脂腺的慢性皮肤炎症。此病多从青春期开始发病,部分持续至成年期,到30岁以后逐渐趋向稳定或痊愈。引发该病的诱因有很多种,饮食是其中的一种。

常见症状表现

◎ 脓包、油脂溢出。
◎ 用手挤压粉刺可见乳白色脂栓、丘疹、结节及囊肿。

饮食原则须知

◎ 平时宜多吃些新鲜蔬菜和水果。
◎ 宜多喝水,帮助机体排毒。

避免日常陷阱

◎ 忌常吃甜食。因为食用过量的含糖食物可使皮脂腺分泌量增加。
◎ 忌烟酒。酒生湿热,烟助肺热。
◎ 忌吃辛辣刺激性食物。过量食用辛辣刺激性食物,可使内热更盛,加重病情。

痤疮患者多吃宜吃的食物

茼蒿、黄瓜、丝瓜、冬瓜、苦瓜、绿豆芽、西红柿、圆白菜、西瓜、橘子、香蕉、酸枣、山楂、胡萝卜、荠菜、菠菜、动物肝脏、鸽肉、牛奶等。

动物肝脏

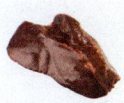

- 可促进细胞中活性物质的氧化进程，对预防和缓解痤疮有作用。

黄 瓜

- 黄瓜中的黄瓜酶有很强的生物活性，能有效地促进机体的新陈代谢，改善痤疮的症状。
- 用黄瓜捣汁涂擦皮肤，有润肤、舒展皱纹、镇静的功效。

痤疮患者远离忌吃的食物

浓茶、咖啡、辣椒、大蒜、猪脑、猪油、南瓜、桂圆、栗子、鲤鱼、鲢鱼、奶油等。

羊 肉

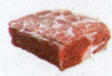

- 羊肉性温，食后易上火，进而加重痤疮患者的病情。

奶 油

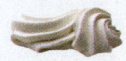

- 脂肪含量过高，容易加重体内湿热。

神经系统及精神病症

偏头痛

偏头痛是最常见的血管性头痛,呈现与脉搏一致的搏动性痛或胀痛。检查可见颞动脉隆起,搏动增强,压迫后头痛可减轻,多因劳累、情绪过度紧张、经期异常等原因诱发。专家建议,有偏头痛病史者,不妨采用食疗的方法加以缓解。

常见症状表现

◎ 恶心、呕吐、面部潮红、出汗、血压升高或降低。
◎ 局部头痛、针刺性头痛、搏动性头痛、顽固性头痛。

饮食原则须知

◎ 平时一定要注意科学饮食,以低脂、少盐为基本饮食原则。
◎ 平时吃饭时一定要定时定量,避免因为低血糖而引起头痛。

避免日常陷阱

◎ 平时不要过量饮酒。
◎ 平时不要过量饮用咖啡、浓茶。
◎ 忌吃辛酸、麻辣食物。

偏头痛患者多吃宜吃的食物

苹果、梨、火龙果、芥菜、豆芽、玉米、黄豆、豆腐、糙米、燕麦、南瓜子、花生、蜂蜜等。

花 生
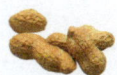
- 含有大量的镁元素,可调整血管张力,进而缓解头痛。

豆 腐

- 富含镁元素,能够调节血流,放松肌肉,有助于预防和缓解偏头痛。

偏头痛患者远离忌吃的食物

香肠、腌牛肉、蚕豆、毛豆、咖啡、浓茶、巧克力、牛奶等。

巧克力
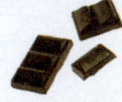
- 含有大量的酪氨酸,可转变为肾上腺素,从而引发偏头痛。

牛 奶
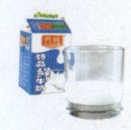
- 牛奶中含有大量的高酪胺,可引发偏头痛或加重病情。

咖 啡
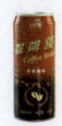
- 含有咖啡因,会刺激神经系统,干扰睡眠,而且咖啡喝多了容易上瘾。

神经系统及精神病症

三叉神经痛

三叉神经痛被称为天下第一痛，是神经科常见病之一。目前，该病的病因及发病机制尚不清楚，因此无法彻底根治。三叉神经痛具有反复发作的特点，给患者造成了极大的痛苦。专家建议，患者可以在生活中通过饮食来缓解病情。

常见症状表现

◎ 流泪、流涕、流涎、皮肤粗糙、眉毛脱落。

◎ 半侧面部痉挛性扭曲。

◎ 患侧面部先发白然后潮红。

◎ 结膜充血、水肿、浑浊。

饮食原则须知

◎ 平时宜多吃富含维生素B_1和维生素C的食物。

◎ 烹调食物时最好采取清蒸、水煮等方式。

◎ 饮食要均衡，可采用少食多餐的进食方式。

避免日常陷阱

◎ 忌吃过酸、过甜、过辣的食物。

◎ 不能吃过于坚硬的东西。

三叉神经痛患者多吃宜吃的食物

西蓝花、西红柿、土豆、葡萄、荔枝、苹果、黄豆、绿豆、豆制品等。

西蓝花

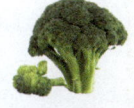

- 含有丰富的营养物质,有缓解三叉神经痛症状的作用。

苹　果

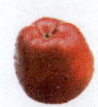

- 富含B族维生素,可以帮助神经传导物质的合成。

小　麦

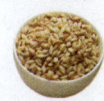

- 可为机体提供热量。
- 可以保护神经功能。

三叉神经痛患者远离忌吃的食物

咖啡、白酒、冰淇淋、葱、姜、大蒜、辣椒、花椒等刺激性食物。

冰淇淋

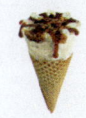

- 寒凉食品,对机体刺激过强,可能会诱使病症复发,甚至还可能加重病情。

大　蒜

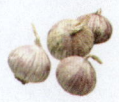

- 属辛辣食物,可刺激三叉神经,使其冲动加强,从而诱发疼痛。

神经系统及精神病症

神经衰弱

神经衰弱是指大脑由于长期情绪紧张和精神压力过大而产生精神活动能力减弱的症状,如果这种情况继续发展,则有可能导致自主神经功能发生紊乱。缓解神经衰弱可以采用舒缓压力、调节情绪的方法,也可以通过饮食来调控。

常见症状表现

◎ 失眠、头痛、多疑。

◎ 易疲乏、精神差、情绪烦躁不安。

饮食原则须知

◎ 饮食需清淡,应该多吃富含多种营养成分的食品。

◎ 多吃天然食物,少吃罐头、香肠等加工食品。

◎ 饮食一定要定时、定量。

避免日常陷阱

◎ 忌长期服用镇静剂或安眠药。

◎ 不应过饥过饱,也不可暴饮暴食。

◎ 忌吃辛辣刺激食物。容易助长火气,加重神经衰弱。

◎ 忌饮用有兴奋刺激作用的饮料容易加重症状。

神经衰弱患者多吃宜吃的食物

糯米、银耳、蜂王浆、新鲜蔬菜、各种水果和干果、香菇、蜂蜜、黄豆制品等。

蜂王浆
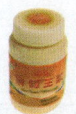
- 对细胞有再生作用,可促进代谢,能明显改善大脑功能。

银 耳
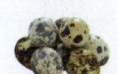
- 提神健脑。
- 补肾润肺、生津益气。

鹌鹑蛋
- 富含卵磷脂,是高级神经活动必需的营养元素之一。

神经衰弱患者远离忌吃的食物

浓茶、高度白酒、咖啡、辣椒、槟榔、胡椒、烟草等。

胡 椒
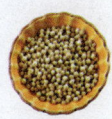
- 辛辣温燥,对神经系统有不良刺激,可导致上火和心情烦躁。

咖 啡
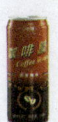
- 咖啡中所含的咖啡因可兴奋大脑,进而加重失眠。

适宜补充的营养素：B族维生素、维生素E

B族维生素可以作为参与神经系统新陈代谢的维生素B_1、维生素B_2、烟酸等辅酶，具有催化作用，可以有效加强脑细胞的功能，加速糖和蛋白质的代谢，对神经衰弱的症状具有较好的缓解作用。所以，神经衰弱患者应适量多地摄取富含B族维生素的食物，积极防治疾病。

维生素E是一种强力的抗氧化剂，它能保护构成脑细胞的重要成分——卵磷脂不受氧化而失效，对神经衰弱有缓解作用。植物油和坚果中含有丰富的维生素E。

对症偏方推荐

三七粉

配方 三七粉0.5克。

做法及用法 睡前服三七粉。每日1次。

功效 辅助治疗神经衰弱。

鲜松针饮

配方 鲜松针30克，白糖适量。

做法及用法 鲜松针用水煎后滤去渣，调入白糖，2次分服。

功效 辅助治疗神经衰弱。

对症食谱推荐

鹌鹑蛋烧南瓜

材料 鹌鹑蛋10个,南瓜200克,薄荷叶少许。

调料 盐、味精各适量。

做法 ① 鹌鹑蛋煮熟,剥去外壳;南瓜去皮洗净,去子,切块。

② 起锅热油,放入南瓜块翻炒。

③ 南瓜翻炒片刻后在锅中加入适量清水、鹌鹑蛋,煮8分钟。

④ 煮至汤汁鲜甜时,调入盐、味精烧3分钟,出锅倒入盘中,装饰薄荷叶即成。

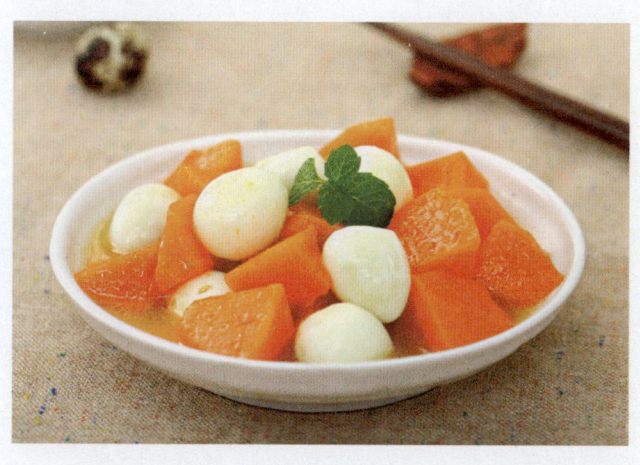

神经系统及精神病症

坐骨神经痛

坐骨神经痛是指坐骨神经病变,沿坐骨神经通路,即腰、臀部、大腿后、小腿后外侧和足外侧发生的疼痛。坐骨神经痛病因复杂多样,且可反复发作,给患者造成了极大的痛苦。合理饮食对坐骨神经痛有一定的治疗作用。

常见症状表现

◎ 小腿外侧和足背有麻木感。
◎ 膝及踝反射减退。
◎ 臀部向股后放射性疼痛。

饮食原则须知

◎ 适当吃些坚果,如核桃、白果、松子等,它们富含神经代谢营养物质,对病情相当有益。
◎ 多食含维生素和膳食纤维的食品,尤其是B族维生素。

避免日常陷阱

◎ 忌饮酒。饮酒对本病有害。
◎ 不能吃刺激性的、生冷、过冷或过酸的食物。
◎ 不要暴饮暴食。控制饮食的量,合理搭配杂粮。

坐骨神经痛患者多吃宜吃的食物

西蓝花、胡萝卜、西红柿、牛瘦肉、猪瘦肉、小麦、黄豆、红小豆、绿豆、核桃、牛奶等。

牛奶
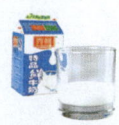
● 富含钙元素,可以有效预防坐骨神经痛的发生。

猪瘦肉
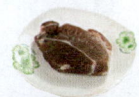
● 有助于维持肌肉、韧带、骨骼的功能,可缓解坐骨神经痛。

坐骨神经痛患者远离忌吃的食物

咖啡、芥末、大蒜、辣椒、冰淇淋、巧克力,以及油炸、烧烤食物等。

辣椒
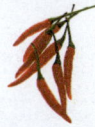
● 刺激性过强,会加重痛感,不利于患者病情的康复。

食物小百科

牛奶和豆浆都是人们喜欢的高蛋白质饮料,男女都应适量多食,这对改善饮食结构和提高身体素质很有益处。但针对男女性别特点,有所侧重很有必要,男性多喝牛奶会更健康强壮,女性多饮豆浆会更健美漂亮。

神经系统及精神病症

癔症

癔症是一种常见的精神障碍,多由生活事件、内心冲突或情绪激动、暗示或自我暗示等引起。临床表现为急起的短暂的精神障碍、身体障碍(包括感觉、运动和自主神经功能紊乱)。

常见症状表现

◎ 哭笑不止、捶胸顿足、咬衣服、扯头发。

◎ 手足乱舞、意识蒙眬、缄默、失音。

◎ 梦游性游走、短暂性听力丧失。

饮食原则须知

◎ 宜进食清淡而富有营养的食物。

◎ 宜适量进食有助于睡眠的食物。

◎ 日常食用清热润燥的食物。

避免日常陷阱

◎ 忌吃腌制食品。

◎ 少吃热性食物。

◎ 忌食辛辣刺激性食物及煎炸之品。

◎ 忌吃油腻食品。

癔症患者多吃宜吃的食物

银耳、红枣、莲子、麦片、白萝卜、蜂蜜、大米、枸杞子、猪心、猪肝、蛋类、猪瘦肉等。

红 枣
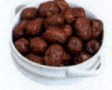
- 安神助眠，养心镇惊。
- 补气益血，改善气血不足引起的倦怠无力。

白萝卜
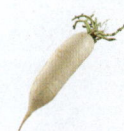
- 理气调心、下气宽中。
- 清热生津。

枸杞子
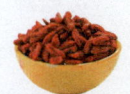
- 补肝益肾。
- 养心静气、稳定神经功能。

癔症患者远离忌吃的食物

人参、黄芪、荔枝、腌肉、海鲜等。

人 参
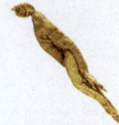
- 可大补元气，易致癔症患者心神不宁，可能会加重病情。

荔 枝
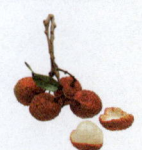
- 荔枝属温燥之品，食后会加重患者体内的火气，不利于病情的控制。

神经系统及精神病症

阿尔茨海默病

阿尔茨海默病,又被称为老年痴呆症,是发生在老年期及老年前期的一种原发性退行性脑病,指的是一种持续性高级神经功能活动障碍。目前此病尚无特效的治疗方法,老年朋友可通过日常饮食来改善或预防此病。

常见症状表现

◎ 步态异常、行走困难、肌肉萎缩、常伴有不自主运动。

◎ 感觉障碍、思维呆滞、出现幻觉。

饮食原则须知

◎ 饮食要以营养均衡为主要原则,要均衡摄入营养。

◎ 要摄入足够的热量和蛋白质。

◎ 多吃富含卵磷脂的食物,可预防记忆力衰退及痴呆。

避免日常陷阱

◎ 忌吃腌制食品。

◎ 忌饮食无度,暴饮暴食,造成肥胖。

◎ 烹调菜肴时,不要放过多的味精。

◎ 忌烟酒。烟酒会加重阿尔茨海默病患者的病情。

阿尔茨海默病患者多吃宜吃的食物

南瓜、西蓝花、菠菜、韭菜、芹菜、土豆、梨、枇杷、菠萝、草莓、柿子、西瓜、牛肉、花生等。

枇杷
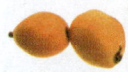
- 富含多种维生素,可减缓阿尔茨海默病患者病情的进一步加重。

牛肉
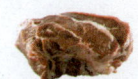
- 含有大量的优质蛋白质,经常食用可增强阿尔茨海默病患者的大脑功能。

丝瓜
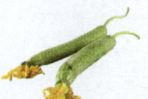
- 丝瓜中B族维生素等营养元素的含量较高,有利于中老年人大脑健康,对阿尔茨海默病患者有益。

阿尔茨海默病患者远离忌吃的食物

肥肉、动物肝脏、动物油、螃蟹、酵母粉等。

酵母粉
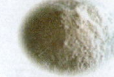
- 含有大量的铝元素,如果长期食用,不利于控制患者的病情。

动物肝脏
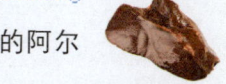
- 富含铜元素,可加重高铜所致的阿尔茨海默病患者的病情。

神经系统及精神病症

帕金森病

帕金森病是一种常见于中老年的神经系统变性疾病,主要发病部位为大脑的中脑。迄今为止,此病的病因仍不十分明了,就目前的研究发现,该病与衰老、遗传易感性和环境毒素的接触等因素有关。合理饮食对此病有积极疗效。

常见症状表现

◎ 便秘、肌僵直、嗅觉减退、食欲缺乏。

◎ 明显体重下降,咀嚼、吞咽困难。

◎ 情绪与智力改变、行动迟缓、静止性震颤。

饮食原则须知

◎ 食物要多样且营养均衡。

◎ 每日补充足够的水分。

◎ 吃肉的时候最好选择瘦肉的部位。

◎ 每天可有3个正餐,2~3个加餐,每餐分量不宜多。

避免日常陷阱

◎ 不要勉强自己一餐进食很多食物。

◎ 未用左旋多巴的患者,无需过分关注蛋白质的摄入。

帕金森病患者多吃宜吃的食物

胡萝卜、韭菜、西红柿、菠菜、西瓜、梨、菠萝、葡萄、苹果、草莓、桑葚、咖啡、小麦等。

桑 葚
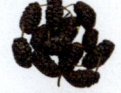
- 润肠通便、补肝益肾、养血生津。

咖 啡
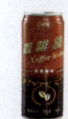
- 有研究显示,含有咖啡因的饮品可预防帕金森病的发生。

帕金森病患者远离忌吃的食物

牛肉、动物肝脏、辣椒、芥末、咖喱、酵母粉、肥肉、猪油、油炸食品等。

肥 肉
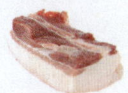
- 富含饱和脂肪酸,会增加体内胆固醇含量,不利于对病情的控制。

辣 椒
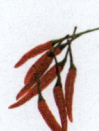
- 患有帕金森病的患者尽量避免食用辣椒,以免加重病情。

酵母粉
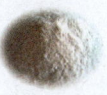
- 酵母粉富含维生素B_6,但是含维生素B_6的食物,会影响帕金森病患者药物有效成分的吸收。

男科病症

阳　痿

阳痿是一种男性性功能障碍，指男性在性交时阴茎不能勃起或勃起不全而致不能进行性交。按其致病原因可分为肾阳不足型、肾阴虚损型、心脾两虚型、肝气郁结型、肝经湿热型五种。下面就介绍一些阳痿患者的饮食宜忌。

常见症状表现

◎ **肾阳不足型**：大便溏薄、腰膝酸软、阴茎萎软不举、平素畏寒肢冷。

◎ **肾阴虚损型**：精神疲乏、尿黄便干。

饮食原则须知

◎ 饮食以清淡、营养丰富、含蛋白质高的食物为主。

◎ 多吃新鲜蔬菜、水果和豆制品，以保持营养的平衡。

◎ 适当多吃动物内脏。

避免日常陷阱

◎ 禁食肥腻、过甜、过咸的食物。

◎ 肾阳不足者忌食性寒生冷的食物；肾阴虚损者忌食辛辣香燥的食物。

阳痿患者多吃宜吃的食物

肾阳不足型：栗子、牛鞭、海参、韭菜等。

肾阴虚损型：干贝、海带、紫菜等。

心脾两虚型：桂圆、牛肉、莲子、栗子、银耳、山药等食物。

肝气郁结型：佛手柑、黄花菜、金橘饼、鲜橘汁等食物。

肝经湿热型：丝瓜、西瓜、田螺等食物。

韭 菜

● 补肾暖腰、温补壮阳。

● 固精止遗。

● 健胃提神。

阳痿患者远离忌吃的食物

肾阳不足型：苦瓜、冷饮、河蚌等性寒生冷之物。

肾阴虚损型：葱、蒜等辛辣香燥性食物。

心脾两虚型：洋葱、芥菜、姜等食物。

肝气郁结型：黄芪、人参等食物。

苦 瓜

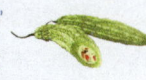

● 苦瓜性寒，多食会加重患者元阳虚衰的程度，进而会导致肾阳不足型患者病情加重。

适宜补充的营养素：锌

近年来科学研究发现，锌对男性来说意义重大，它可助长男性的性机能，提高精子数量和活动力。倘若男性体内严重缺锌，就可能造成生殖器官萎缩、精子数目减少，这是导致不育的重要因素。

有关专家在临床试验中还发现，阴茎短小、性欲减退、性功能低下、精子发育不良、阳痿、早泄的青壮年人的头发里与精液中都严重缺乏锌元素。当补充一定量的锌剂或进食含锌量丰富的食物后，生长发育增速、阴茎增大、精子发育明显改善，阳痿、早泄的症状都有所好转。

对症偏方推荐

海马酒

配方 海马100克，白酒500毫升。

做法及用法 海马浸泡在白酒中1个月，每日早晨振摇瓶体，每晚临睡前服30毫升。

功效 适用于阳痿。

细辛茶

配方 细辛5克。

做法及用法 细辛泡茶1杯，口服，连泡3次服用。

功效 具有祛风散寒、通窍止痛的作用，适用于阳痿。

对症食谱推荐

春色鱿鱼

材料 韭菜200克，鱿鱼片300克，红椒丝少许，姜片适量。

调料 盐半小匙，料酒2小匙，豆瓣酱适量。

做法 ① 将鱿鱼片剞花刀，切块；韭菜洗净，切成段。

② 鱿鱼块入锅中汆烫，看到鱿鱼卷起，捞出冲凉，控干。

③ 烧热油锅，放入姜片、豆瓣酱爆香，放入鱿鱼卷，翻炒几下，烹入料酒，炒匀。

④ 最后放入韭菜段、红椒丝翻炒，然后加入盐和适量的清水，等汤汁收干，即可出锅。

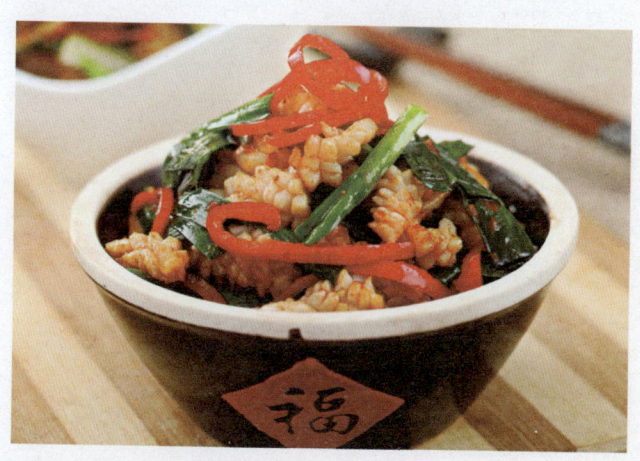

男科病症

早泄

早泄是指成年男女在进行性生活时,男性阴茎虽能勃起,但随即过早排精,排精之后因阴茎萎软而不能进行正常性交的现象。中医根据早泄发病原因的不同,将早泄分为阴虚火旺型、肾气不固型及器质病变型等,并提出了不同的饮食方案。

常见症状表现

阴虚火旺型:手足心热、阴茎易勃起、性欲强但性交时间短。

肾气不固型:体质虚弱、怕冷、精神不振、尿多、阴茎不易勃起。

饮食原则须知

◎ 阴虚火旺型宜食用清热类食物,肾气不固型宜食用固精补肾类食物。

◎ 在日常饮食中应合理调配有温肾壮阳作用的药膳。

避免日常陷阱

◎ 肾虚不固者,忌食性属寒凉、生冷滑利的食物。

◎ 严禁酗酒。

早泄患者多吃宜吃的食物

阴虚火旺型： 山药、核桃等。

肾气不固型： 莲子、鸡肉、海参、泥鳅、何首乌等。

鸡肉
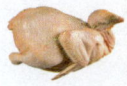
- 滋补精血、益精填髓。
- 改善肾精亏虚。

何首乌
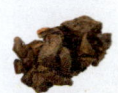
- 可有效改善精血亏虚的症状。
- 补肝益肾。

白果
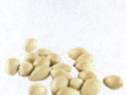
- 益肾滋阴，可有效防治遗精、遗尿，对早泄患者有益。

早泄患者远离忌吃的食物

阴虚火旺型： 辣椒、大蒜等。

肾气不固型： 茭白、绿豆、柿子、鸭肉等。

大蒜
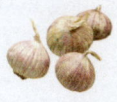
- 味辛、性温，过多食用大蒜容易加重早泄的症状。

茭白
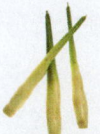
- 性滑而利，不适宜早泄者食用，对病情不利。

男科病症

前列腺增生

前列腺增生就是人们常说的前列腺肥大，是老年男性常见的疾病之一，为前列腺的一种良性病变。其发病原因与人体内雄激素与雌激素的平衡失调有关。因此，前列腺增生患者可通过饮食调理来平衡体内雌、雄激素，以缓解病症。

常见症状表现

◎ 尿频、遗尿、排尿困难、血尿、尿线变细。
◎ 前列腺硬结、膀胱排空不全。

饮食原则须知

◎ 多食用抗氧化的食物。
◎ 大便秘结可能加重前列腺坠胀的症状，所以平时宜多进食蔬菜水果，增加膳食纤维的摄入量。

避免日常陷阱

◎ 忌食发物。发物进入人体后会刺激机体，使原本就肿大的前列腺反复充血，加剧胀痛的感觉。
◎ 不能饮酒。酒是一种有扩张血管作用的饮品，可以引起内脏器官充血，前列腺当然也不例外。

前列腺增生患者多吃宜吃的食物

西蓝花、菠菜、胡萝卜、苹果、西瓜、荸荠、柚子、南瓜子、葵花子、黑芝麻等。

黑芝麻

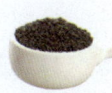

- 黑芝麻富含木脂素，可以有效抑制前列腺增生。
- 润燥消炎。

南瓜子

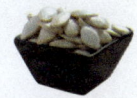

- 南瓜子富含锌元素，对前列腺有较好的保健作用。

前列腺增生患者远离忌吃的食物

胡椒、茴香、蒜、葱、辣椒、凉拌菜等。

茴 香

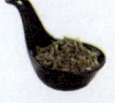

- 性味辛辣，多食容易导致肠胃上火，进而加重疾病症状，故不适合前列腺增生患者食用。

食物小百科

可以把黑芝麻放在手心，看浸过汗的黑芝麻是否变色来判断是否染了色。贮存黑芝麻的容器密封性要好，另外要放在阴凉干燥的地方，并且避免阳光直射。如将黑芝麻炒熟晾干则更易存放。

精液异常症

男科病症

当前列腺或精囊腺发生炎症时,蛋白水解酶缺乏或遭到破坏,就会让精液或精子出现异常,这也是导致不育的主要元凶之一。此外,肾虚损也是精液异常的主要原因。精液异常的患者可以通过多食壮阳食物来协助治疗。

常见症状表现

◎死精子、无精子、白精、精子畸形、精液不液化。
◎精子活力低、精液增多或精液减少。

饮食原则须知

◎精液异常症患者宜多吃有补肾生精作用的食品以及温补肾阳,温暖命门之火的食物。
◎平时应适量食用富含精氨酸的食物,因为精氨酸是精子生成的必需成分,对保证精液的生成有着重要的作用。

避免日常陷阱

◎忌吃刺激性食品。
◎忌吃遭受污染的蔬菜和水果。

精液异常症患者多吃宜吃的食物

蜂王浆、银耳、栗子、海松子、枸杞子、燕窝、蛤蚧、核桃、羊腰等。

羊 腰
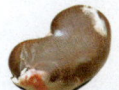
- 益肾养血,生精补精,维持性功能。

核 桃
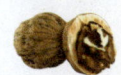
- 养血补气,补肾填精,有助于改善精液质量。

枸杞子
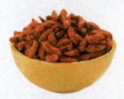
- 生津益气,补肾壮阳,适合精液异常症患者食用。

精液异常症患者远离忌吃的食物

绿豆、莴苣、芹菜、菊花等性寒之物以及胡椒、洋葱、大蒜、辣椒、芥末等辛辣刺激性食品。

辣 椒
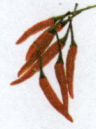
- 为辛辣之物,具有强烈刺激性,易诱发或加重精液异常症状。

芹 菜
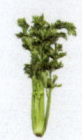
- 抑制睾酮的生成。
- 降低精子的成活率。
- 减少精子数量。

妇科疾病

阴道炎

阴道炎是指阴道黏膜及黏膜下结缔组织的炎症，是妇科门诊中常见的病症。一旦阴道上皮变薄，细胞内糖原含量减少，阴道内的酸碱平衡遭到破坏，就容易引发阴道炎。通过饮食调节体内酸碱度，补充必须营养素，可有效缓解阴道炎。

常见症状表现

◎ 尿痛、尿急、白带的性状发生改变。
◎ 外阴瘙痒、灼痛。

饮食原则须知

◎ 多喝水。
◎ 均衡摄取营养，多吃富含维生素C的水果，如橘子、柠檬等。
◎ 饮食宜清淡，富有营养。

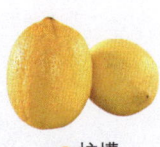
●柠檬

避免日常陷阱

◎ 忌多吃甜食。吃太多甜食，真菌易得到生长的养分。
◎ 限制油炸食物的摄入量。这类食物不易消化，易使更多的毒素在体内沉积。

阴道炎患者多吃宜吃的食物

南瓜、芥菜、菠菜、芹菜、西蓝花、冬瓜、胡萝卜、西红柿、香蕉、草莓、葡萄、木瓜、西瓜、小麦、高粱、大蒜、蜂蜜、豆腐、牛奶、酸奶等。

酸 奶
- 可以保持人体菌群的平衡。
- 提高身体的免疫力。

胡萝卜
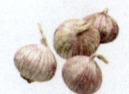
- 消炎,抗病菌,适宜阴道炎患者食用。
- 提高免疫力。

大 蒜
- 具有强烈的抗菌功能。
- 增强体质。

阴道炎患者远离忌吃的食物

土豆、山药、虾、螃蟹、贝类、辣椒、咖啡、酒精等。

螃 蟹
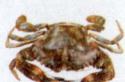
- 螃蟹属于发物,食用后不利于炎症的消退。

辣 椒
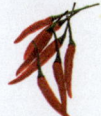
- 辛辣之物,不利于病情的恢复。

宫颈炎

妇科疾病

宫颈炎，即子宫颈炎，是指女性因分娩、流产或手术引起的子宫颈裂伤或外翻，并受到病原菌侵袭所致的妇科疾病。宫颈炎是已婚女性的常见疾病之一。预防和治疗宫颈炎，除了要注意个人卫生外，还要注意饮食上的调理。

常见症状表现

◎ 性交出血、腰骶部疼痛、盆腔有沉重感。
◎ 尿急、尿频、尿痛、外阴瘙痒、有灼热感。
◎ 白带多且呈浮白色、白带呈液状或白带中夹有血丝。

饮食原则须知

◎ 饮食要做到高蛋白质、低脂肪，以清淡为主。
◎ 要均衡饮食，多吃新鲜的蔬菜和水果，如油菜、苹果、梨等。

● 苹果

避免日常陷阱

◎ 远离生冷的食物，忌烟、酒。
◎ 要尽量避免食用过度油腻的食物。
◎ 忌吃刺激性和属于发物的食物，以免加重炎症。

宫颈炎患者多吃宜吃的食物

青菜、芹菜、菠菜、黄瓜、苦瓜、芦笋、莲藕、菠萝、苹果、西瓜、香蕉、葡萄、梨、牛奶等。

黄 瓜

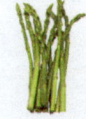

- 解毒。
- 清热利湿止带。

芦 笋

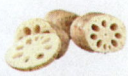

- 芦笋具有抑制细菌、化湿止带、生津利水的作用,适宜宫颈炎患者食用。

莲 藕

- 莲藕具有清热的作用,宫颈炎患者可适量吃一些莲藕。

宫颈炎患者远离忌吃的食物

生鱼片、虾、螃蟹、鳗鱼、咸鱼、黑鱼、红枣、阿胶、辣椒、生葱等。

生 葱

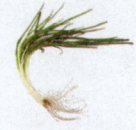

- 具有刺激性,会引起炎症加剧,宫颈炎患者尽量避免食用。

螃 蟹

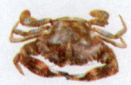

- 为发物,多食容易延长炎症消散时间,导致病情反复。

妇科疾病

盆腔炎

盆腔炎是指女性盆腔生殖器官及其周围的结缔组织、盆腔腹膜所发生的炎症。盆腔炎主要包括子宫炎、输卵管炎、卵巢炎、盆腔结缔组织炎等，可一处或几处同时发病，是常见的妇科病之一。盆腔炎患者可通过饮食加以调理和治疗。

常见症状表现

◎ 腹痛、腹泻、性感不快、反射性腰痛。
◎ 尿痛、尿频、尿急。

饮食原则须知

◎ 盆腔炎容易导致身体发热，所以要注意多喝水以降低体温。
◎ 要注意饮食调护，加强营养。发热期间宜食清淡、易消化的食物。

避免日常陷阱

◎ 忌食辛辣刺激性食物，以防炎症扩散或加重。
◎ 忌食甜腻厚味食物，因为这些食物有助湿的作用，不但不利于盆腔炎的治疗，还会使病情迁延难治。

盆腔炎患者多吃宜吃的食物

菠菜、芹菜、黄瓜、白菜、西葫芦、苹果、草莓、核桃、柿子、柚子、葡萄、西瓜、鸡肉、猪瘦肉、牛奶、鸡蛋等。

核 桃
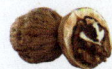
- 核桃具有健脾化湿、补肾止带的作用，且富含蛋白质，适宜盆腔炎患者食用。

苹 果

- 强健人体免疫系统。
- 生津润燥。

西 瓜
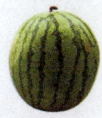
- 西瓜具有清热的作用，盆腔炎患者日常可以多吃一些西瓜。

盆腔炎患者远离忌吃的食物

桂圆、荔枝、菠萝、橘子、羊肉、鸭肉、鹅肉、辣椒、鹿角胶等。

鹿角胶
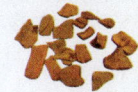
- 性热，容易上火，造成病灶充血，加重病情。

辣 椒
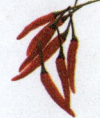
- 刺激炎症病灶，造成盆腔炎加重。

妇科疾病

闭 经

闭经又称经闭,多由先天不足、体弱多病,或肾气不足、精血亏损,或脾虚生化不足、情志失调、精神过度紧张所致。体胖者多因多痰多湿,痰湿阻滞经脉而成为闭经的多发人群。闭经患者应及时入院诊治,并在饮食上加以协助治疗。

常见症状表现

◎ 反应迟钝、恶心呕吐、浑身乏力、腹痛。
◎ 月经停止、乳房萎缩、皮肤苍白。

饮食原则须知

◎ 饮食宜清淡、易于消化,多食具有活血通经作用的食物。
◎ 体虚的闭经患者平时宜适量食用具有滋补作用的食物。
◎ 改变饮食习惯,加强营养的全面供给,改善身体的营养状况,使身体恢复到正常状态。

避免日常陷阱

◎ 实证闭经患者平时应忌食辛辣刺激的食物。
◎ 尽量少吃肥肉、蚕豆、奶油、巧克力等食物。

闭经患者多吃宜吃的食物

乌骨鸡、羊肉、猪肝、猪血、黑木耳、山药、白萝卜、红枣、山楂、桂圆、桃仁、玫瑰花、枸杞子等。

桂　圆
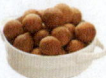
- 健脾养血、活血通经。
- 主治气血虚弱型闭经。

红　枣
- 养血安神、滋补肝肾。
- 活血通络。

白萝卜
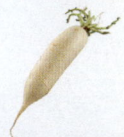
- 白萝卜具有行气活血的功效。

闭经患者远离忌吃的食物

肥肉、奶油、巧克力、米醋、梨、香蕉、柿子、柠檬、西瓜、石榴、青梅、杨梅、酸枣、李子、蚕豆、栗子等。

柿　子
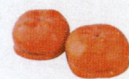
- 属寒性食物，易使经血闭而不行，会加重闭经。

巧克力
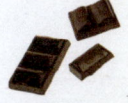
- 多食容易造成肥胖，影响经血生成，致使经血缺乏，加重闭经。

妇科疾病

痛 经

痛经是指女性在经期前后或行经期间，出现下腹部痉挛性疼痛，并伴有全身不适，严重者还会影响日常生活。引起痛经的原因有遗传、子宫发育不良、盆腔炎等。痛经的女性，在药物治疗的同时辅以饮食疗法，有助于从根本上治愈痛经。

常见症状表现

◎ 发热、晕厥、脸色苍白。

◎ 盆腔瘀血、下腹疼痛。

饮食原则须知

◎ 宜多吃含膳食纤维丰富的食物，以减轻便秘症状，可避免引发痛经。

◎ 合理进食，及时补充富含维生素E的食品。

◎ 适量饮酒。酒中所含的成分能起到散瘀止痛的作用。

◎ 宜食用顺气、化瘀、补虚的食物。

避免日常陷阱

◎ 忌吃生冷食物，因为其可导致血瘀，加重病情。

◎ 忌吃辛辣刺激的食物，以免加重痛经症状。

痛经患者多吃宜吃的食物

猪瘦肉、鸡肉、鸡蛋、红糖、菠菜、小白菜、豆芽、豆制品等。

红 糖
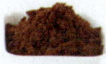
- 活血化瘀，散寒止痛。
- 富含铁，可补血。

猪瘦肉
- 舒缓血瘀结块。
- 促进血液循环。
- 去肾寒，缓解疼痛。

豆制品
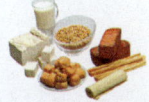
- 调理女性内分泌，缓解紧张。
- 富含蛋白质，为女性增加营养。

痛经患者远离忌吃的食物

咖啡、浓茶、冰棍、梨、石榴、青梅、杨梅、杨桃、樱桃、芒果、柠檬、橘子、橄榄、桑葚等。

柠 檬
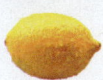
- 收敛，固涩。
- 阻碍经血的畅行和排出，加重痛经症状。

咖 啡
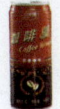
- 咖啡含咖啡因，不宜在月经期间饮用。

妇科疾病

月经不调

月经是女性特有的生理现象,指有规律的、周期性的子宫出血。月经不调是指与月经有关的多种疾病,包括月经的周期、经期长短、经量、经色、经质的改变或伴随月经周期前后出现的某些症状。

常见症状表现

◎ 腰膝酸软、腹痛、腹部有下坠感。
◎ 月经周期提前或推后7日以上、月经量少或点滴即净。
◎ 月经量多、淋漓不尽或行经日数超过8日。

饮食原则须知

◎ 饮食宜清淡。月经期女性常伴有疲倦感,且消化功能减削,食欲欠佳,为保持营养的需要,饮食应以清淡、易于消化吸收为佳。
◎ 合理补充营养,食用富含维生素E的食品。

避免日常陷阱

◎ 碳酸饮料不宜多喝,否则容易导致情绪不定。
◎ 忌食生冷食物。即使在夏天,经期也不宜食用冷饮。

月经不调患者多吃宜吃的食物

百合、荸荠、黄花菜、黑木耳、豆腐、银耳、莲子、大米、小麦、绿豆、红枣、苹果、鸡肉等。

小 麦
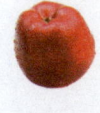
- 可调理内分泌,促进性激素分泌。
- 补充营养。

苹 果
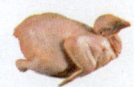
- 改善月经周期。
- 提供充足的维生素、水分。

鸡 肉
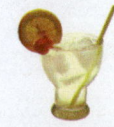
- 鸡肉具有温中补气、补虚增精的作用,月经不调的患者日常可以多喝些鸡汤进行食补。

月经不调患者远离忌吃的食物

辣椒、葱、蒜、牛肉、羊肉、鸭、鹅、螃蟹、黄瓜、冬瓜、菠菜、苋菜、萝卜、冷饮等。

冷 饮
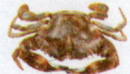
- 过于寒凉,不利于机体恢复,而且还会造成铁流失。

螃 蟹
- 属寒凉之物,多食易加重痛经症状。

妇科疾病

子宫肌瘤

子宫肌瘤又被称为子宫平滑肌瘤，是女性生殖器最为常见的一种良性肿瘤。临床上以多发性子宫肌瘤最为常见，好发于卵巢功能较旺盛的30~45岁的女性。科学饮食能使子宫肌瘤的治疗达到事半功倍的效果。

常见症状表现

◎ 腹痛、痛经。

◎ 阴道出血、下腹部出现包块。

饮食原则须知

◎ 坚持低脂肪饮食。

◎ 多吃五谷杂粮，如玉米、豆类等。

●玉米

◎ 坚持低油的饮食原则，多以水煮、汆烫、凉拌的方式处理食材。

避免日常陷阱

◎ 忌食含激素成分的食品。

◎ 饮食应该定时定量，不能暴饮暴食。

◎ 严格控制含糖量高的食物，如蛋糕、糖果等。

子宫肌瘤患者多吃宜吃的食物

大白菜、芦笋、芹菜、菠菜、黄瓜、冬瓜、胡萝卜、海带、海参、紫菜、香菇、黑豆、花生等。

海带
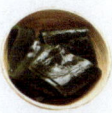
- 富含碘,可预防子宫肌瘤。
- 清热利湿。

海参
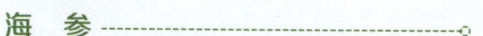
- 海参具有抑制肿瘤细胞的生长的作用,子宫肌瘤患者适宜食用。

子宫肌瘤患者远离忌吃的食物

羊肉、虾、螃蟹、鳗鱼、咸鱼、黑鱼、辣椒、花椒等。

黑鱼
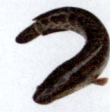
- 为发物,容易加剧病情或导致子宫肌瘤复发。

螃蟹
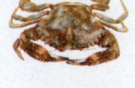
- 容易造成子宫过度收缩。
- 可加重盆腔充血。

羊肉
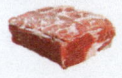
- 为发物,容易加剧病情或导致子宫肌瘤复发。

子宫脱垂

子宫脱垂是指子宫从正常位置沿阴道下降到宫颈外口达坐骨棘水平以下,甚至子宫全部脱出于阴道口以外。子宫脱垂常合并有阴道前壁和后壁膨出。子宫脱垂患者需及时到医院就诊治疗,并配合科学饮食,才能尽快康复。

常见症状表现

◎ 腹胀、腹痛、痛经、闭经。

◎ 不孕、腰酸、自觉腹部下坠。

饮食原则须知

◎ 饮食宜多样化,全面补充营养。

◎ 宜多食用高蛋白质食物。

◎ 多吃有补肾作用的食物,如黑豆、薏米等。

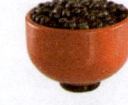
● 黑豆

避免日常陷阱

◎ 忌食油腻、辛辣刺激性食物。

◎ 忌食寒性的水产品,如蚌肉、田螺等,以免损伤脾气,加重中气下陷,升提无力,进而导致子宫脱垂难以康复。

子宫脱垂患者多吃宜吃的食物

山药、圆白菜、油菜、橘子、桂圆、红枣、薏米、鸡蛋、母鸡、瘦肉、猪腰等。

猪 腰

- 补肾益气。
- 可以促进子宫收缩、复位。

圆白菜
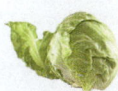
- 可以促进肠蠕动,缓解便秘。
- 通便生津。

薏 米
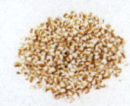
- 薏米具有补肾养身的作用,子宫脱垂患者日常适宜用薏米进行食补。

子宫脱垂患者远离忌吃的食物

辣椒、胡椒、咖喱、芥末、黄豆及其制品、西瓜、橙子、荸荠、柿子、板蓝根、穿心莲、沉香等。

沉 香
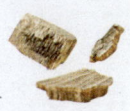
- 主要作用是降气破气,食用后会加重子宫脱垂的症状。

豆制品
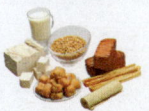
- 豆制品容易产生胀气,加重子宫脱垂的症状。

妇科疾病

不孕症

不孕症是指育龄夫妇婚后同居,未避孕,性生活正常,两年以上女方未受孕的一种病症。通过全面的检查找出不孕的原因,是治疗不孕症的关键。通过饮食调养身体既是辅助治疗不孕症的一种方式,也可以为日后怀孕打下良好的基础。

常见症状表现

◎ 月经不调、闭经、下腹疼痛。

◎ 宫腔积脓、多年不孕。

饮食原则须知

◎ 全面补充营养。营养不均衡是女性患上不孕症的原因之一。

◎ 争取在最佳生育年龄进行生育。一般来说,女性最佳的生育的年龄是20~30岁。

避免日常陷阱

◎ 高脂肪食物容易造成女性经期紊乱,排卵不良。

◎ 避免做人工流产。人工流产手术有可能引发子宫感染,破坏着床环境,造成无法孕育胎儿。

不孕症患者多吃宜吃的食物

豆类、花生、小米、蛋类、牛肉、鸡肝、猪瘦肉、牡蛎、新鲜蔬菜、南瓜、水果等。

牛 肉
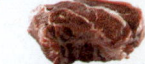
- 富含蛋白质,低脂肪。
- 牛肉所含的锌比植物中的锌更易吸收,适宜不孕症患者进行食补。

牡 蛎
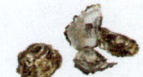
- 提高排卵和生育能力。
- 牡蛎富含锌,可以保证生殖系统运转正常。

南 瓜
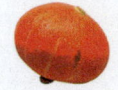
- 南瓜富含锌,可以保证生殖系统运转正常。

不孕症患者远离忌吃的食物

胡萝卜、咖啡、浓茶、烤羊肉、冷饮等。

咖 啡
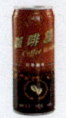
- 可导致内分泌紊乱,降低受孕的机会。

胡萝卜
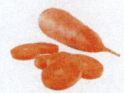
- 多食会影响类固醇物质的合成,进而影响体内黄体素分泌。

妇科疾病

更年期综合征

更年期是女性由生育期迈向老年期的过渡阶段，在这一阶段内，女性内分泌系统逐渐衰退，生殖功能开始减弱，女性第二性征逐渐退化，最后丧失生育功能。绝大多数女性会逐渐适应这一生理阶段，在适应过程中可以通过饮食加以调理。

常见症状表现

◎ 出汗、头晕、头痛、乳房萎缩。

◎ 疲乏、失眠、健忘、耳鸣。

◎ 抑郁、注意力不集中、多疑、情绪不稳、紧张。

饮食原则须知

◎ 饮食要清淡自然，以新鲜的水果以及绿色蔬菜为主。

◎ 减少盐的摄入量。

◎ 可多食用一些有滋补肾经及镇静安神作用的食物。

避免日常陷阱

◎ 忌食用高糖多脂食物。

◎ 食欲较差时，不宜食用油腻食物，以免加重食欲缺乏。

更年期综合征患者多吃宜吃的食物

芝麻、枸杞子、莲子、猪肝、牡蛎、鸭肉、藕、黄瓜、丝瓜、绿豆、荷叶、西红柿、橘子等。

枸杞子
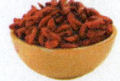
- 滋阴补肾、补气补血。
- 枸杞子具有延缓衰老。

莲 子
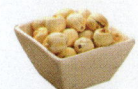
- 改善更年期前后的失眠症状。
- 改善粗糙皮肤。

橘 子
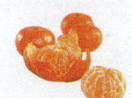
- 橘子味道酸甜,有行气宽胸的功效。橘络可通络化痰、理气消滞,对于更年期烦躁情绪有很好的缓解作用。

更年期综合征患者远离忌吃的食物

芥末、榨菜、葱、花椒、胡椒、咖啡、蛋黄、鱼子、肥肉、羊脑、辣椒、桂皮等。

桂 皮
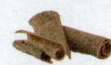
- 性热,香燥伤阴,容易加重内热。

辣 椒
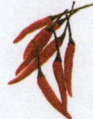
- 具有较强的刺激性,容易伤阴动火,加重更年期综合征的症状。

适宜补充的营养素：雌激素

随着年龄的增长，女性的卵巢功能开始下降，到邻近更年期阶段，卵巢制造的雌激素量开始逐渐减少，一些不适症状也会随之而来。研究发现，黄豆中含有天然植物性雌激素，主要包括异黄酮、植固醇、皂素以及木酚等，它们集中在一起后，效用明显，并且非常柔和，不像直接服用雌激素会产生副作用，能预防和改善更年期的各种症状。因此，进入更年期阶段的女性多吃些黄豆制品，有助于顺利度过更年期。

对症偏方推荐

附片鲤鱼汤

配方 制附片15克，鲤鱼1条（约500克），生姜末、葱花、盐、味精各适量。

做法及用法 制附片水煎取汁，将鲤鱼处理干净，再将药汁倒入锅内，一同煮鲤鱼，食时入姜末、葱花、盐、味精调味，食鱼饮汤。

功效 适用于更年期头目眩晕者。

五味子方

配方 五味子100克。

做法及用法 五味子用水煎汤，代茶饮，每日1剂。

功效 适用于更年期综合征。

对症食谱推荐

莲子烩菠菜

材料 菠菜400克,新鲜莲子100克,枸杞子10克,蒜2瓣。

调料 盐1小匙,水淀粉2大匙。

做法 ① 将蒜去皮,拍扁;新鲜莲子洗净,放入沸水中焯烫一下,捞出;菠菜洗净;枸杞子泡软、洗净。

② 将菠菜放入滚水中汆烫一下,捞出沥干,入热油锅中略炒,备用。

③ 油锅烧热,爆香蒜,然后放入莲子、枸杞子以及2大匙水,以中火烧2分钟,再加入盐、水淀粉调味勾芡,浇在炒好的菠菜上即可。

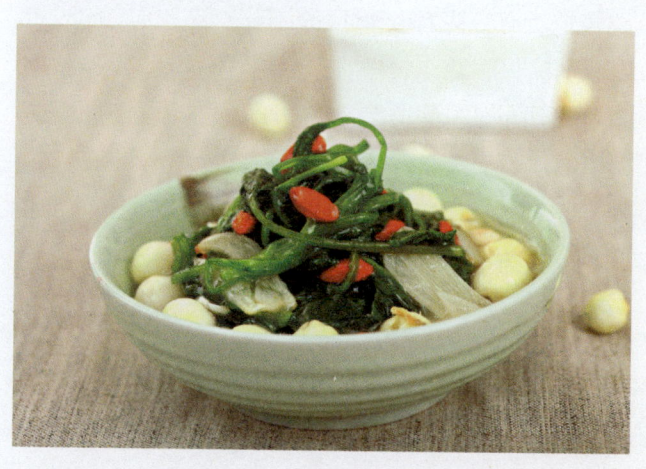

儿科疾病

湿疹

婴儿湿疹,俗称"奶癣",是一种常见的婴幼儿过敏性皮肤炎症,多见于2岁以内的婴幼儿。患儿额部、双颊、颈部会出现皮疹,严重者可遍布全身。饮食不当是引起湿疹的主要因素之一,因此,家长要特别注意患儿的饮食,找出并杜绝食物过敏原。

常见症状表现

◎ 皮肤发红、皮肤上出现一些明亮的水疱,水疱破后可有小糜烂面、渗液。

◎ 皮肤上有针头大小的红色丘疹。

饮食原则须知

◎ 尽量用母乳来喂养宝宝。一般来说,婴儿对母乳中的蛋白质耐受较好,因此不易过敏。

◎ 水果和蔬菜一定要洗净后再吃,防止某些植物促生长剂、农药引起湿疹。

避免日常陷阱

添加辅食的患儿,父母应密切观察宝宝的反应,避免给宝宝食用易造成症状加重的食物。

湿疹患者多吃宜吃的食物

母乳、土豆、红小豆、胡萝卜、鸡肉、猪瘦肉、香蕉、苹果等。

母 乳
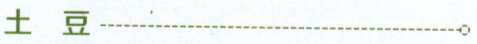
- 母乳可增强免疫力。
- 母乳对湿疹有显著的改善作用。

土 豆
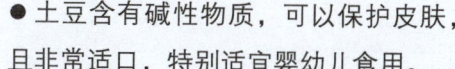
- 土豆含有碱性物质,可以保护皮肤,且非常适口,特别适宜婴幼儿食用。

红小豆
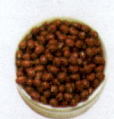
- 红小豆具有利水除湿、清热解毒的功效,患者湿疹的婴幼儿可以食用红小豆。

湿疹患者远离忌吃的食物

生鱼片、墨鱼、虾、螃蟹、牛奶、芥末、胡椒、咖啡、肥肉等。

虾
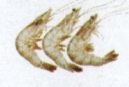
- 虾是发物,食用后容易引起过敏反应,婴幼儿一定要小心食用。

咖 啡
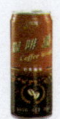
- 咖啡中所含的咖啡因刺激性较强,对病情控制不利。

儿科疾病

小儿麻疹

小儿麻疹由麻疹病毒感染引起,易感儿多为6～8个月以后的婴幼儿。患者是唯一传染源,在潜伏期末2～3日至出疹后5日有传染性,主要通过呼吸道飞沫传染,可以分为前驱期、出疹期和恢复期。

常见症状表现

◎ 麻疹黏膜斑、全身斑丘疹。

◎ 疹退后有糠麸样脱屑及棕色色素沉淀。

饮食原则须知

◎ 疹子出齐后,体温开始下降,可以吃少油的半流质食物,然后再改为普通半流质食物。

◎ 热量、蛋白质要充足,还要有丰富的维生素和无机盐,注意选择含维生素A或胡萝卜素多的食品。

避免日常陷阱

◎ 禁止吃辛辣食物,以免加重麻疹。

◎ 忌食油腻性食物。麻疹患儿多伴有消化功能减弱,应该禁食油腻性食品,以免损伤脾胃之气,不利驱邪外出。

小儿麻疹患者多吃宜吃的食物

前驱期小儿麻疹患者宜吃: 香菜、荸荠、香菇、樱桃等食物。

出疹期小儿麻疹患者宜吃: 甘蔗汁、荸荠汁、藕粉、红小豆等食物。

恢复期小儿麻疹患者宜吃: 鸭肉、银耳、豆腐、百合、莲子、动物肝脏、胡萝卜、新鲜蔬菜和水果等食物。

香 菇

- 增强机体抵抗力。
- 化痰透疹。

香 菜

- 清热透疹,改善疹出不畅的状况。
- 缓解怕冷咳嗽的症状。

小儿麻疹患者远离忌吃的食物

辣椒、芥末、花椒、洋葱、大蒜、韭菜、鸡蛋、羊肉等。

羊 肉

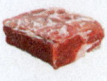

- 羊肉属于发物,易造成身体燥热,加重麻疹。

鸡 蛋

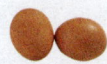

- 多食容易造成麻疹透发障碍。

适宜补充的营养素：维生素A

据调查研究显示，维生素A具有维持正常生长的作用，是小儿生长发育必需的营养素。

麻疹患儿普遍存在维生素A缺乏现象，即使在经济发达国家也如此，且患儿体内的维生素A含量与麻疹的严重性及发病率、死亡率都密切相关。这说明维生素A可促进麻疹患儿的康复，并可减少并发症的发生。因此，在麻疹的治疗过程中，可适量补充维生素A。

对于婴幼儿等一些特殊人群，完全从食物中满足需要则比较困难，可以用添加鱼肝油的办法，但要注意用量不宜过多。

对症偏方推荐

胡萝卜香菜方

配方 胡萝卜、香菜各适量。

做法及用法 胡萝卜、香菜放入瓦煲内，加清水适量煮至胡萝卜烂熟，热服。

功效 清热透疹。

柚子叶方

配方 鲜柚子叶30~60克。

做法及用法 鲜柚子叶煎水，外洗。

功效 适用于出疹期，帮助透疹。

对症食谱推荐

蔬菜全家福

材料 金针菇250克，菠菜100克，冬笋、胡萝卜、豆腐皮、咸菜各80克，香菇3朵（泡发）。

调料 盐适量，香油少许。

做法 ① 香菇洗净，去蒂，切丝；金针菇洗净，去蒂，汆烫；冬笋洗净，切片；胡萝卜去皮，洗净，切丁；豆腐皮、咸菜分别切条；菠菜洗净，切段。

② 油锅烧热，下胡萝卜丁、冬笋片、金针菇、豆腐皮条、咸菜条、菠菜段、香菇丝，翻炒均匀，加盐调味，再放入适量清水焖煮3分钟，滴香油拌匀即可。

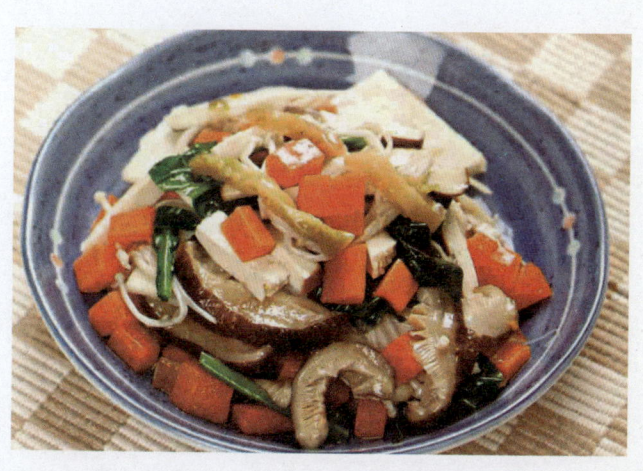

小儿水痘

水痘是由水痘-带状疱疹病毒所引起的急性传染病,任何年龄均可感染,但以婴幼儿和学龄前儿童发病较多。该病患者是唯一的传染源,从发病前1~2日至水痘结痂为止,均有传染性。小儿出水痘期间,应多加注意饮食,以免加重水痘的症状。

常见症状表现

◎ 发热、咽痛。
◎ 斑疹、丘疹、疱疹、结痂,头痛。

饮食原则须知

◎ 这一时期的饮食以易消化、营养丰富的流质及半流质食物为主,可以吃一些小麦汤、粥、面片等食物。
◎ 多饮开水及新鲜果汁。
◎ 经常开窗通风,保持室内空气清新。

避免日常陷阱

◎ 忌吃油腻性食物。
◎ 由于辛辣食品可助热生痰,使水痘加重,所以应忌吃辛辣性食物。

小儿水痘患者多吃宜吃的食物

苋菜、大白菜、荠菜、莴苣、茭白、黄瓜、西红柿、竹笋、丝瓜、西葫芦、梨、荔枝、西瓜、绿豆、豆腐等。

绿 豆

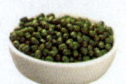

● 绿豆具有清热益气、止渴利尿、消炎解毒的功效，小儿如果患了水痘，日常可多食用绿豆。

丝 瓜

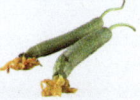

● 丝瓜具有通经活络、利尿消肿的功效，适宜小儿水痘患者日常进行食补。

小儿水痘患者远离忌吃的食物

肉桂、大蒜、辣椒、香菜、薤白、南瓜、梅子、杏子、鸡蛋、鸡肉、黄鱼等。

鸡 蛋

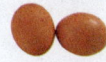

● 鸡蛋属于发物，使水痘不易痊愈。

鸡 肉

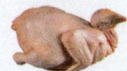

● 鸡肉对小儿水痘不利，尤其公鸡肉属于发物，切不可吃。

辣 椒

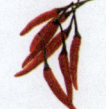

● 辛辣之物可助热生痰，加重水痘症状。

适宜补充的营养素：维生素B_{12}

水痘是一种自限性疾病，一般预后良好，但临床上也存在少数患者因水痘并发症而死亡的病例。所以，专家提醒家长朋友们，宝宝患水痘时千万不可大意，需积极进行治疗。在治疗过程中，医生常使用抗病毒药物、丙种球蛋白等药物，但这些药物的价格较高，特别是在广大农村和边远地区，药源常受到限制。为此，专家进行了大量的临床实验，结果发现应用维生素B_{12}治疗水痘效果明显，用药2日内全部皮疹干燥结痂者占94.6%。同时，用维生素B_{12}预防水痘，也获得了满意效果。具体用法需听从医嘱。

对症偏方推荐

菜根方

配方 韭菜根适量。

做法及用法 韭菜根煎汤，热服。

功效 适用于小儿出痘不快。

白茅根汤

配方 白茅根100克，冰糖30克。

做法及用法 茅根加水700毫升，煮至300毫升，去渣，加冰糖，每日1剂，分2次服完，连服5~7日。

功效 适用于小儿水痘。

对症食谱推荐

脆皮炸丝瓜

材料 丝瓜2条（约500克）。

调料 椒盐粉2小匙，酥脆粉1碗。

做法 ① 丝瓜用刀刮去表面粗皮，洗净后对半剖成4瓣，去籽后切小段备用。

② 酥脆粉放入碗中加水调成浆状，放入丝瓜段均匀地沾上浆，备用。

③ 锅置火上，倒入油烧热至约150℃，放入裹匀的丝瓜段以中火炸约3分钟，直至表面酥脆，捞起沥干油分，盛入盘中。

④ 食用时蘸椒盐粉即可。

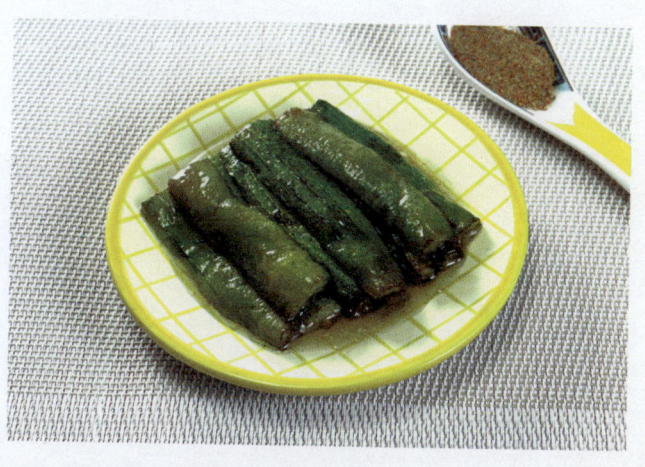

百日咳

百日咳是小儿常见的急性呼吸道传染病,百日咳杆菌是本病的致病菌。因病程较长,可达数周甚至3个月左右,故有百日咳之称。根据病程的发展,可把百日咳分为前驱期、痉咳期及恢复期,患儿家长可按照病程进展进行辅助食疗。

常见症状表现

◎ 低热、咳嗽。

◎ 流涕、喷嚏。

饮食原则须知

◎ 宜选食细、软、烂、易消化吸收且易吞咽的半流质或软食。

◎ 因病程较长,故应选择高热量、高优质蛋白质、营养丰富的饮食。

避免日常陷阱

◎ 忌给患儿吃生冷食物。

◎ 忌给患儿吃辛辣香燥、煎炸、烧烤的食品。

◎ 忌给患儿吃过于油腻的食物。

百日咳患者多吃宜吃的食物

黄瓜、鲜藕、竹笋、银耳、橄榄、柿子、核桃、花生、蜂蜜等。

橄 榄
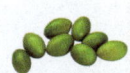
- 橄榄具有止咳化痰、清肺利咽、生津止渴的功效,适宜百日咳患儿食用。

核 桃
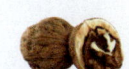
- 核桃具有平喘止咳、滋阴润燥的功效,百日咳的患儿可以多吃些核桃进行食补。

百日咳患者远离忌吃的食物

荔枝、果脯、生姜、胡椒、花椒、芥末、肉桂、带鱼、黄鱼、羊肉、海鲜等。

胡 椒
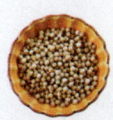
- 对器官黏膜有刺激作用,会加重咳嗽症状。

带 鱼
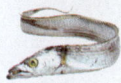
- 易导致过敏反应,使咳嗽加剧。

海 鲜
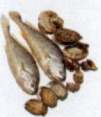
- 百日核的患儿对海腥、海鲜食物特别敏感,咳嗽期间食用会导致咳嗽加剧。

儿科疾病

小儿腹泻

小儿腹泻是儿科常见病之一,多见于2岁之内的婴幼儿。患儿排便次数增多,轻者一日4~6次,重者可达10次以上,大便多呈稀水或蛋花汤状。食物过敏或食物不耐受是小儿腹泻的主要原因。家长要特别注意孩子的饮食,避免病从口入。

常见症状表现

◎ 发热、大便次数多。
◎ 呕吐、大便为水样带黏液、脱水、低钙血症。

饮食原则须知

◎ 平时宜食用米饭等五谷食物。
◎ 宜采用清蒸、水煮等健康的烹调方式烹调食物。
◎ 给宝宝添加辅食时,要一种一种慢慢加,给宝宝的肠胃留出足够的时间来适应这些新食物。

避免日常陷阱

◎ 无论是吃母乳还是已经食用辅食的宝宝,都不能吃辛辣等刺激性食物。
◎ 避免食用有滑利肠胃作用的食物,以防加重腹泻。

小儿腹泻患者多吃宜吃的食物

胡萝卜、菠菜、圆白菜、茄子、苹果、香蕉、木瓜、樱桃、葡萄、龙须面等。

胡萝卜
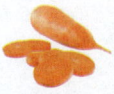
- 含有果胶、木质素等,可起到消炎的作用,还能吸附肠道细菌和毒素。
- 含挥发油,可促进消化,减轻肠胃负担。
- 健脾消食,行气化滞。

小儿腹泻患者远离忌吃的食物

牛奶及奶制品、冷饮、巧克力、油腻之品、豆制品、梨、菠萝、柚子、西瓜、柠檬、黄豆、青豆、黑豆等。

牛　奶
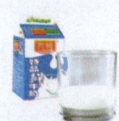
- 容易导致胀气。
- 不易消化,会增加肠胃负担。

黑　豆
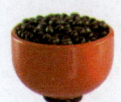
- 多食容易导致胀气。
- 黑豆的膳食纤维、蛋白质含量高,不易消化。

豆制品
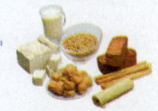
- 容易导致胀气,加重肠胃负担。

小儿遗尿症

小儿遗尿症,也就是人们常说的小儿尿床,通常指小儿在熟睡时不自主地排尿,一般儿童至4岁时仅20%有遗尿问题,10岁时5%有遗尿发生,少数儿童遗尿症状持续到成年期。小儿遗尿与泌尿系统没有关联,可以通过饮食习惯来改善。

常见症状表现

◎ 尿流细、夜间尿床、排尿困难。
◎ 日间常有尿频、尿急等情况。

饮食原则须知

◎ 均衡摄取各种维生素和矿物质。
◎ 宜吃猪肝、猪腰等。

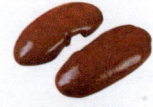
● 猪腰

避免日常陷阱

◎ 忌多盐、多糖和寒凉食物。多盐多糖都会引起多饮多尿。
◎ 晚餐忌多饮汤水,睡前忌喝水。
◎ 忌吃辛辣刺激性食物。因为这类食物易使大脑皮质功能失调,从而引发遗尿。

小儿遗尿症患者多吃宜吃的食物

山药、韭菜、莲子、糯米、黑芝麻、鸡内金、桂圆、乌梅等。

鸡内金
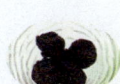
- 健脾消食。
- 增强膀胱的固摄力。
- 有助于统摄下焦气化。

乌 梅
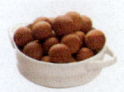
- 除烦清热,收敛止遗。
- 可以有效降低小儿的遗尿频率。

桂 圆
- 桂圆具有补血安神的功效,适宜小儿遗尿症患者进行食补。

小儿遗尿症患者远离忌吃的食物

鲤鱼、冬瓜、西瓜、莜麦、玉米等。

玉 米
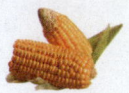
- 玉米的利尿作用明显,会加剧小儿遗尿的症状。

鲤 鱼
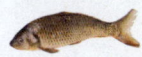
- 有滑利下趋的作用,食用后容易增加小儿小便的次数。

小儿猩红热

儿科疾病

猩红热是由乙型溶血性链球菌引起的急性呼吸道传染病，以发热、咽疼、全身皮疹为特点。其一年四季均可发病，冬春两季发病较多。儿童期发病率较高，6个月以内的婴儿很少发病。小儿患了猩红热，除了要及时就诊，饮食上也要多加注意。

常见症状表现

◎ 发热、咽痛、扁桃体红肿、咽喉部明显充血。
◎ 皮肤有瘙痒感、全身出现弥漫性密集针尖大小的猩红色皮疹、疹退后小儿皮肤呈小片或大片脱屑。

饮食原则须知

◎ 宜补充足量水分，以弥补体液的消耗。
◎ 饮食宜细、软、烂，且膳食纤维含量宜低。
◎ 宜吃新鲜的蔬菜水果，如白菜、油菜等。

避免日常陷阱

◎ 忌吃固体食物。患猩红热的小儿，多半咽喉肿痛，故食用固体食物会让咽喉疼痛加重。
◎ 忌给患儿吃辛辣之物。

小儿猩红热患者多吃宜吃的食物

藕粉、莲子、百合、新鲜蔬菜、水果等。

新鲜蔬菜

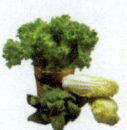

- 含有丰富的维生素,有助于加速毒素排出。
- 新鲜蔬菜均有清热解毒的功效,适宜小儿猩红热患者日常食用。

藕 粉

- 富含优质蛋白,可以为患儿补充足够的热量。

鲫 鱼

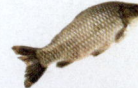

- 清热解毒、温中下气。

小儿猩红热患者远离忌吃的食物

羊肉、鲫鱼、虾、蟹、香菜、南瓜、甘薯、桂圆、荔枝、红枣、葡萄干、橘子等。

桂 圆

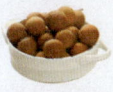

- 桂圆性热,容易刺激咽喉部,导致病情加重。

羊 肉

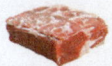

- 容易助火,易使发热加剧。

其他疾病

贫 血

贫血是指血液中红细胞的总量在正常值以下。据世界卫生组织统计：全球约有30亿人有不同程度的贫血问题，我国贫血患者多于西方国家。在贫血患者中，女性、老年人、儿童为易发人群。科学合理地搭配饮食能有效改善贫血。

常见症状表现

◎ 眼睑及嘴唇淡白、指甲变形或易断、头晕。
◎ 浑身无力、眼冒金星、皮肤干燥、食欲不佳。
◎ 烦躁不安、面色苍白。

饮食原则须知

◎ 一定要纠正不良的饮食习惯。
◎ 注意饮食方式。食物应烹调精细、软烂、易消化，宜少食多餐。

避免日常陷阱

忌吃生冷、不干净的食物。体内寄生虫感染也是引发贫血的原因之一。此类贫血患者，由于食用了未煮熟的食物，使寄生虫进入体内，故而患病。

贫血患者多吃宜吃的食物

鸡肝、猪肝、猪瘦肉、油菜、苋菜、胡萝卜、菠菜、红枣、葡萄干、樱桃、菠萝、桂圆等。

猪 肝
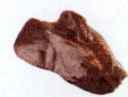
- 猪肝具有养血、补肝、明目的功效，适宜贫血患者日常进行食补。

红 枣
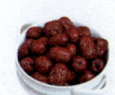
- 红枣具有血安神、补中益气的功效，特别适合贫血患者日常进行食补，炖汤、熬粥均可。

樱 桃
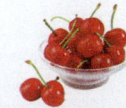
- 含铁量高，可以补血。

贫血患者远离忌吃的食物

核桃、杏仁、韭菜、蒜苗、洋葱、竹笋、咸菜、大蒜、甘薯干、奶油、海蜇、蛤蜊、茶等。

大 蒜
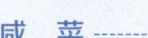
- 降血糖。
- 抑制胃液分泌，影响消化。

咸 菜
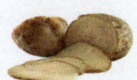
- 易加重水肿症状。
- 久食可能引起巨幼红细胞性贫血。

适宜补充的营养素：铁

众所周知，人体缺铁会造成贫血。因为铁是组成血红蛋白的主要成分，它的功能是向人体组织各部分输送氧气，当血液流到组织当中的微血管时，就会把氧气释放出来，渗入组织器官之中。如果人体缺乏铁，血红蛋白就会减少，携带的氧气也会减少，脑细胞和身体其他组织细胞经常处在缺氧状态，人就会出现贫血的种种症状。

研究发现，许多女性每日摄入的铁太少，根本不足以弥补每次月经时损失的数量。而孕妇对铁的需求量更大，青少年和接近更年期的女性也容易出现缺铁现象。所以，专家提醒贫血患者，平时应尽量食用含铁丰富的食物。

病情严重者可选用恰当的补铁剂，但必须在医生的指导下服用。

对症偏方推荐

木耳白糖饮

配方 黑木耳20～30克，白糖适量。

做法及用法 黑木耳熬汤，与白糖水一起冲泡，宜久服，一般3月余。

功效 适用于缺铁性贫血

对症食谱推荐

鲜菇荸荠汤

材料 荸荠150克，鲜草菇100克，圆白菜心4棵，红枣、面筋各适量。

调料 盐半小匙，素高汤5杯。

做法 ① 鲜草菇以盐水浸泡，洗净；圆白菜心洗净，对剖；荸荠洗净，去皮。

② 素高汤放入耐热容器中，加入红枣、荸荠及鲜草菇，覆盖（留孔），入微波炉内，以高火烧10分钟。

③ 然后取出做法②中的材料，再加入圆白菜心、面筋及盐调匀，覆膜（留孔），以高火烧5分钟即可取出食用。

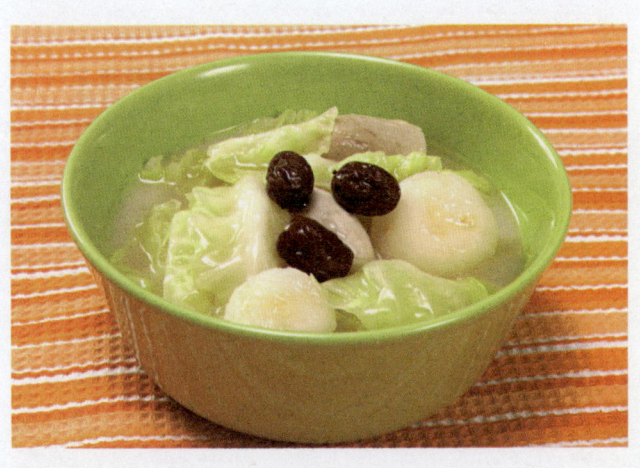

疲劳

疲劳综合征

疲劳是疲劳综合征最典型的表现和标志。疲劳有多种类型，其中，慢性疲劳综合征是新发现的一种危险的现代疾病，同时也是疲劳综合征中最具代表性的症状。长期坚持饮食调节，是预防和治疗慢性疲劳综合征的最佳途径之一。

常见症状表现

◎ 持续疲劳、头痛、软弱无力、健忘。

◎ 体力低下、失眠、精神恍惚、注意力不集中。

饮食原则须知

◎ 疲劳时宜适当吃点碱性食物，如新鲜的蔬菜水果等，此类食物经过消化吸收，可以迅速降低人体的血液酸度，消除疲劳。

◎ 宜多喝水。

避免日常陷阱

◎ 忌食或尽量少食糖果、烧烤食物和其他味重的食物。

◎ 疲劳时一定要避免食用含咖啡因、酒精及高脂肪的食物。

疲劳患者多吃宜吃的食物

石榴、榴莲、草莓、橙子、香芹、甜椒、莴苣、金针菇、油菜、菠菜、猪肝、黄豆、玫瑰花等。

石榴

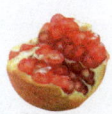

- 石榴富含B族维生素和维生素C,可解除疲劳。
- 有助于人体代谢。

黄豆

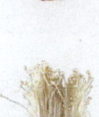

- 可缓解疲劳,提高记忆力。
- 清肠,助消化。

金针菇

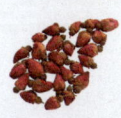

- 抗菌消炎、抵抗疲劳。

玫瑰花

- 促进血液循环、消除疲劳、保护肝脏和胃肠、养颜美容,日常可以用玫瑰花泡茶喝,对缓解疲劳效果很好。

疲劳患者远离忌吃的食物

糖、酒、肥肉类、咖啡、肉类等。

肥肉类

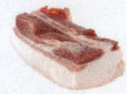

- 长期食用,其所含成分容易在体内形成酸性物质,会加剧疲劳感。

疲劳综合征

食欲减退

食欲减退指缺乏食欲。造成食欲减退的原因较多，一般来说，由于过量的工作和运动及生活不规律造成的身心疲惫，工作压力大，因对未来过分担心而造成的精神紧张等，均可能导致暂时性食欲减退。饮食疗法是治疗食欲减退的主要方法。

常见症状表现

◎ 疲乏倦怠、厌食、食欲低下、恶心、呕吐。

◎ 有时伴有呃逆、嗳气。

饮食原则须知

◎ 适当增加酸味及辣味食物。酸辣食物都是典型的开胃食物，可帮助消化，增加食欲。

◎ 可经常变换烹调方法，刺激味蕾，勾起食欲。

◎ 少食多餐，尽量避免空腹，可以找一些喜欢吃的食物来增加食欲。

避免日常陷阱

◎ 忌食辛辣之物。

◎ 忌食肥甘厚腻以及油炸类食品。

食欲减退患者多吃宜吃的食物

鲫鱼、猪瘦肉、牛奶、鸡蛋、豆制品、藕粉、韭菜、菠菜、山楂、橘子、香蕉等。

山 楂
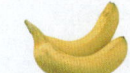
- 味酸，可增进食欲。
- 健脾开胃。

香 蕉
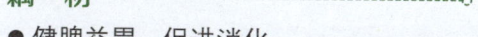
- 含有镁元素，可以缓解疲劳。
- 能快速补充能量。

藕 粉
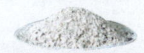
- 健脾益胃、促进消化。

食欲减退患者远离忌吃的食物

牛肉、肥肉、辛辣食物、油炸食品、生冷食品、粗硬食品等。

油炸食品
- 脂肪含量较高，不容易消化。
- 含有致癌物质。

生冷食品
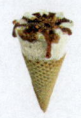
- 过量食入生冷食品会使胃黏膜血管收缩，胃液分泌减少，引起食欲下降和消化不良，影响食欲。

疲劳综合征

便　秘

在医学上，若粪便滞留肠内过久，水分被过量吸收而使粪便干硬，导致排便困难、排便无规律性、排便次数少于平常且间隔时间超过48~72小时，称为便秘。目前来看，调整饮食结构是改善便秘的最好方法。

常见症状表现

◎ 食欲缺乏、大便秘结、排出困难。
◎ 腰部胀满、酸痛、睡眠不佳、头晕、头痛。

饮食原则须知

◎ 多喝开水。大便的质地与次数和饮水量有关，肠腔内保持足量的水分有助于软化粪便，从而改善便秘症状。
◎ 宜多吃油润滋阴食品，因为它们有润肠通便的作用。
◎ 养成早晨起床后排便的习惯，有规律的排便对防治便秘具有十分重要的意义。

避免日常陷阱

◎ 不吃过于精细的食物，以免加重病情。
◎ 每顿饭不要吃得太饱，暴饮暴食会引起便秘。

便秘患者多吃宜吃的食物

蜂蜜、南瓜、芹菜、黑木耳、甘薯、糙米、燕麦、黑芝麻、松子、全麦面包、香蕉、桑葚等。

蜂 蜜
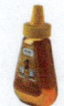
- 蜂蜜具有调理肠胃、润肺通肠的功效，可有效缓解便秘。

糙 米
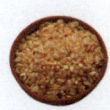
- 富含较多的膳食纤维，可增强肠胃的蠕动能力。

黑木耳
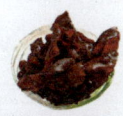
- 黑木耳具有清胃涤肠的功效，日常多食用黑木耳可有效防止便秘的发生。

便秘患者远离忌吃的食物

辣椒、芥末、胡椒、咖啡、乳类、豆类、海带、紫菜、香菜、生姜、大蒜、羊肉等。

胡 椒
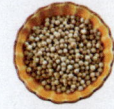
- 性燥，容易损伤脾胃。
- 易上火，会导致大肠干燥。

豆 类
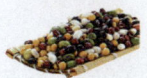
- 易造成腹胀。
- 引起消化不良。

疲劳综合征

精神抑郁

精神抑郁是疲劳综合征的典型表现。中医认为，精神抑郁的主要原因是内伤七情、所欲不达、情志不舒导致肝失疏泄、脾失健运、心神失养、脏腑阴阳气血失调。注意饮食的宜忌，可有效避免精神抑郁。

常见症状表现

◎ 忧伤、情绪低落、悲观、心情沉重、绝望、缺乏精力。
◎ 思维迟钝、记忆力减退、常感到疲乏无力、注意力难以集中、产生自杀的念头、对任何事都没有兴趣。

饮食原则须知

◎ 饮食宜以高蛋白、高纤维、高热量为主。
◎ 精神抑郁的人要保持心情开朗，多参加一些集体活动，如跳舞、唱歌等，增加一些爱好。平时多与朋友沟通，倾诉心中的烦恼。

避免日常陷阱

◎ 忌在进餐前20分钟过度用脑，最好听听轻音乐，听听相声，看看画报，以保持良好的情绪。

精神抑郁患者多吃宜吃的食物

黄豆及豆制品、牛奶及奶制品、韭菜、芹菜、蒜苗、香蕉、红枣、柿子、牛肉、鸡肉、鱼类、虾等。

香蕉

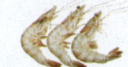

- 香蕉中含有生物碱，可振奋精神。
- 香蕉富含维生素B_6，可帮助缓解抑郁情绪。

虾

- 性温，味甘，补肾壮阳。
- 含钙丰富，促消化。
- 治疗神经衰弱，缓解疲劳。
- 使人精神愉悦。

精神抑郁患者远离忌吃的食物

酒类、茶、咖啡、罐头肉、酱油、酵母提取物、油炸食品等。

酒

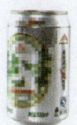

- 刺激胃黏膜，加重肝脏负担。
- 影响记忆力。

咖啡

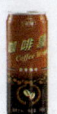

- 精神抑郁的患者通常入睡困难，饮用咖啡可能会加重病情。

失 眠

疲劳综合征

失眠是常见的睡眠障碍之一，也是疲劳综合征的表现。失眠多由阴虚火旺、心脾两失、心情抑郁、精神紧张或病后脏腑功能失调所致。失眠者夜间难以入睡，白天则感到眼睛酸涩、疲劳。治疗失眠多以养心安神及饮食疗法为主。

常见症状表现

阴虚火旺型：心烦不寐、头晕耳鸣、口干津少、五心烦热。

心脾两虚型：多梦易醒、心悸健忘、体倦神疲。

饮食原则须知

三餐要合理安排。早餐要吃好，应吃体积小而富含热量、色香味美的食物；午餐要吃饱；晚餐要吃少，因为晚餐后不久要睡觉，所需热量较少。

避免日常陷阱

睡觉前不要吃得过饱，否则会妨碍睡眠；也不应该在饥饿时上床睡觉，否则会提高人体的警觉性，使人难以入睡。

失眠患者多吃宜吃的食物

阴虚火旺型：黄花菜、海带、水芹、百合等。

心脾两虚型：酸枣仁、桂圆、红枣、莲子、枸杞子、猪心、银耳、山药等。

桂 圆
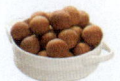
- 桂圆具有健脾养心、益气补血的功效。

红 枣

- 益血补神、补五脏
- 缓解神经衰弱。

莲 子
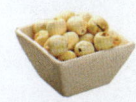
- 清心安神、改善多梦。
- 治疗神经衰弱。

失眠患者远离忌吃的食物

巧克力、桂皮、芥末、辣椒、大葱、胡椒、糯米、茶、咖啡等。

茶
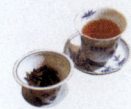
- 有兴奋神经的作用，如果睡前饮用，会造成失眠。

糯 米
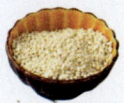
- 尽量避免在晚餐吃糯米，因为糯米不易消化，也会导致晚上入睡困难。

适宜补充的营养素:铜、镁

据调查研究发现,更年期女性的睡眠质量跟体内含铜量多少有关。日常膳食中,每日摄入的铜低于1毫克的女性与采用同样膳食,但每日补充2毫克铜的女性相比,前者入睡所需的时间更长,而且在早晨醒来后更容易感到休息得不好。因此专家建议,有失眠问题的女性,可多食用含铜丰富的食物,如牡蛎、坚果、蘑菇等以满足人体对铜的需求量。

镁在动物内脏及植物中含量较高。失眠者可以通过食用动物肝脏、香蕉等食物来适量补镁。

对症偏方推荐

花生叶水

配方 花生叶90克(干品30克)。

做法及用法 花生叶煮20分钟,代茶饮。

功效 改善失眠症状。

酸枣仁饮

配方 酸枣仁15克。

做法及用法 将酸枣仁焙焦为末,水煎取汤,每日服用1次。

功效 改善失眠症状。

对症食谱推荐

西洋参红枣粥

材料 大米100克,西洋参10克,红枣、枸杞子各3克。

调料 盐(白糖)适量。

做法 ① 将西洋参洗净,置清水中浸泡一夜;西洋参切碎;红枣洗净;大米洗净,浸泡1小时。

② 将西洋参碎、红枣、枸杞子、大米及浸泡西洋参的水一起倒入沙锅内。

③ 再加适量清水,用小火慢熬60分钟,撒入盐或白糖调味即可。

小贴士 每日1次,早起后服用。本粥适用于四肢无力、气虚体弱、重火攻心者食用。感冒发热者忌服。

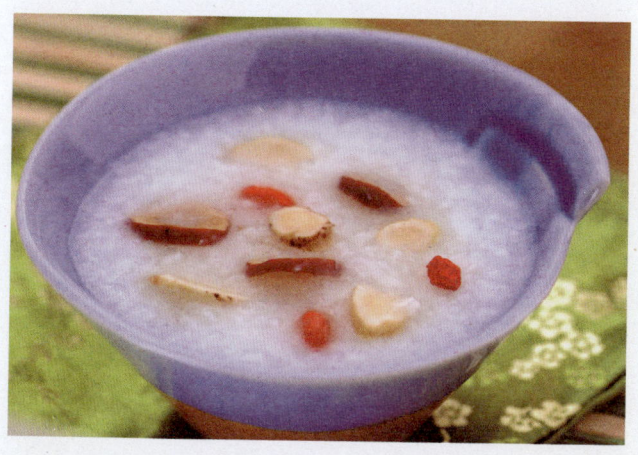

健 忘

健忘是指记忆力减退、遇事易忘的症状，也就是说，大脑的思考能力暂时出现了障碍。导致健忘的原因很多，如年龄的增长、压力大、精神高度紧张、过度吸烟酗酒、缺乏维生素等。食用具有养脑、健脑功效的食物，有助于改善健忘症。

常见症状表现

◎ 记忆力减退、经常失眠、多梦。
◎ 精神疲倦、委靡。

饮食原则须知

◎ 健忘之人宜根据自身体质与病情，选择进食具有补益心脾或健脑益智功效的食品。
◎ 要注意多吃易于消化又富于营养的食物，保证足够的蛋白质。

避免日常陷阱

◎ 忌吃动物脂肪。
◎ 不宜多吃过甜或过咸的食品，因为过甜或过咸的食品会造成记忆力减退。

健忘患者多吃宜吃的食物

何首乌、黄精、鱼类、黄鳝、鹌鹑蛋、鸡蛋、黄花菜、玉米、红枣、小麦芽等。

鸡 蛋
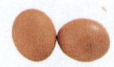
- 性平，味甘，可缓解失眠症状。
- 可提高记忆力。

黄 鳝
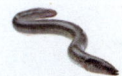
- 富含丰富的卵磷脂和DHA，可以促进脑细胞生长。

灵 芝
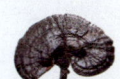
- 补脑安神、养心益气。
- 改善精神状态、增强免疫力。

健忘患者远离忌吃的食物

辣椒、大蒜、香菜、大葱、浓可可、咖啡、烈酒、浓茶等。

大 葱
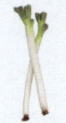
- 久食会影响记忆力。
- 对汗腺刺激较强，表虚多汗者忌食。

辣 椒
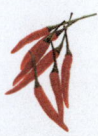
- 辣椒性燥热，食用后会加重心烦、健忘的症状。

疲劳综合征

耳 鸣

耳鸣是一种在正常人身上也可能发生的生理现象，这在医学上被称为生理性耳鸣。疲劳、焦虑、精神紧张、失眠，长期喝咖啡、饮酒、抽烟等，则会加重耳鸣症状。专家指出，耳鸣患者除了服用药物外，规律饮食也可有效防治耳鸣。

常见症状表现

◎ 头晕、听力下降。

◎ 耳内发出鸣响声、耳鸣现象时有时无。

饮食原则须知

◎ 规律饮食，科学搭配，调整饮食结构。

◎ 平时宜吃有养血、活血作用的食物。黑木耳、韭菜等食物，活血化瘀功效显著，能扩张血管，改善血黏度，有利于保持耳部小血管的正常微循环，耳鸣者可以经常食用。

避免日常陷阱

◎ 忌烟酒和咖啡。

◎ 饮食中少用盐，因盐可加重耳鸣。

耳鸣患者多吃宜吃的食物

核桃、黑木耳、苋菜、黄瓜、西红柿、大白菜、萝卜、苹果、橘子、葡萄、银杏、菊花等。

黑木耳
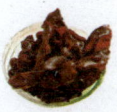
- 黑木耳中铁的含量丰富，常吃能缓解耳鸣症状。

核 桃
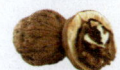
- 补脑益智、预防耳鸣。

葡 萄
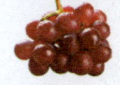
- 舒筋活血、健脾开胃。
- 有助于血液循环。

菊 花
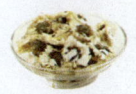
- 清心除烦、清肝明目、降血压。用菊花熬粥对中老年人心烦眩晕、耳鸣耳聋等症有良好疗效。

耳鸣患者远离忌吃的食物

洋葱、芋头、茄子、大蒜、芥末、黄鱼、三文鱼、鳝鱼、虾等。

大 蒜
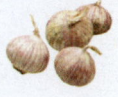
- 性热，多食容易导致上火，进而加重耳鸣的症状。

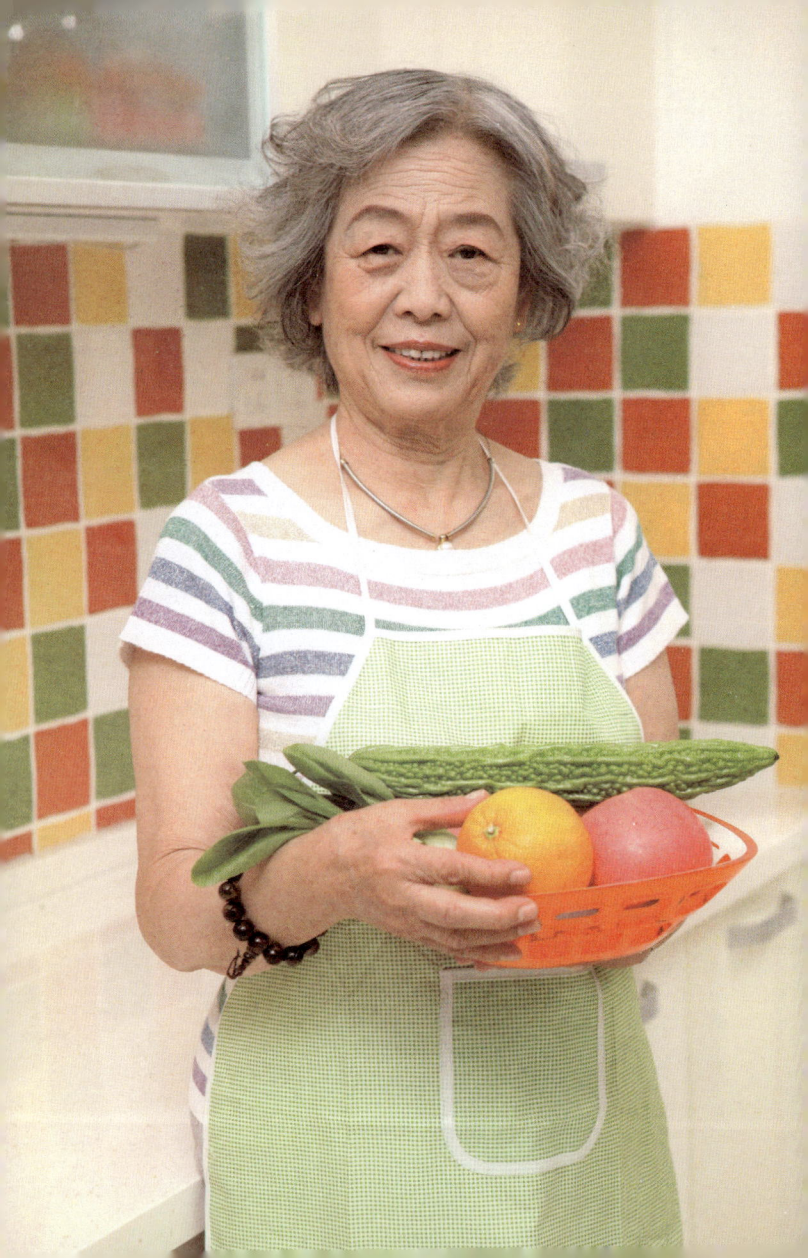

Part 3

不同人群生活饮食上的宜与忌

现在，人们的生活压力越来越大，很多人都处于亚健康的状态，对于生活和工作常常力不从心，在本章，面对不同的人群，我们提出了更为实用、更有针对性的饮食保健知识。

不同职业饮食宜忌

脑力劳动者

大脑是整个身体的指挥中心,如果无节制地增加大脑的负担,超出了大脑的承受能力,大脑就会出现各种不适,甚至引发病症。因此,除了平时应科学用脑,多休息、养成良好的睡眠及生活习惯外,还要注意膳食的科学。

常见症状表现

◎ 神经衰弱、头晕耳鸣。
◎ 心烦不适、睡眠不实、呼吸不畅。

饮食原则须知

平时宜多吃健脑的食物,如核桃、花生等。适当服用健脑的保健药物。

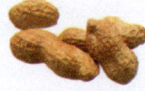
● 花生

避免日常陷阱

◎ 不宜吃含有过多糖和脂肪的食物,以免导致身体肥胖,进而引发其他疾病。
◎ 每次进餐时都要避免吃得过饱。吃得过饱后,大脑中会产生一种叫"纤维芽细胞生长因子"的物质,进而使大脑节奏减慢,导致效率降低。

脑力劳动者多吃宜吃的食物

松子、核桃、芝麻、花生、腰果、杏仁、黄豆、橘子、桂圆、荔枝、黑木耳、西红柿、黄花菜、菜花、菠菜、香菇、猪脑、猪心、蜂蜜、鱼类等。

橘 子
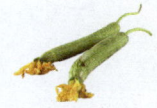
- 含有丰富的维生素C,缓解压力。
- 通经活络,驱除疲劳。

丝 瓜
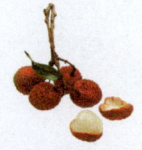
- 丝瓜中B族维生素等含量高,有利于大脑健康。

荔 枝
- 荔枝可补脾养肝,健脑益智,适宜脑力劳动者日常进行食补。但是阴虚火旺者慎服。

脑力劳动者远离忌吃的食物

精制白面、精制大米、甜点、肥肉、油炸食物、碳酸饮料等。

甜 点
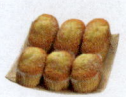
- 糖分过高。
- 多食甜食易引起脑功能下降,影响记忆力。

不同职业饮食宜忌

体力劳动者

通常情况下,体力劳动者消耗的热量高出脑力劳动者4200~6300千焦(1000~1500千卡),由于具体工作内容及劳动强度各有差异,体力劳动者的身体状况也各有不同。体力劳动者应选择一些高质量的食物,为身体补充能量。

常见症状表现

◎ 腰酸、背痛、出汗较多、易虚脱。
◎ 嗜睡、颈肩部麻木。

饮食原则须知

◎ 宜注意饮食的搭配及营养的均衡,一日三餐一定要吃饱吃好外,还必须补充适量的水果。
◎ 饮食忌单一,要多样化,以免造成营养失调。
◎ 应注意水分的补充。在劳动过程中,汗液会不断排出体外,因此应注意为身体补水。
◎ 劳动结束后宜休息至少半个小时再进餐。

避免日常陷阱

体力劳动者忌偏食、生冷食物。

体力劳动者多吃宜吃的食物

樱桃、石榴、猕猴桃、苦瓜、馒头、牛奶、牛肉、鸡蛋、黄豆及豆制品、腰果等。

苦 瓜
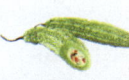
- 有助于益气止渴、缓解疲劳。
- 可增强食欲。

牛 奶
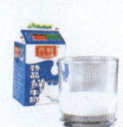
- 为体力劳动者提供充足的蛋白质。

馒 头
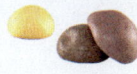
- 所含的糖类可补充体力消耗。
- 保护肠胃,改善消化不良。

金针菇

- 抗菌消炎、抵抗疲劳。

牛 肉
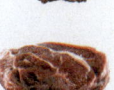
- 牛肉蛋白质的氨基酸组成接近人体需要,能提高机体免疫力,补充身体消耗。

体力劳动者远离忌吃的食物

冷饮、糖果等。

冷 饮
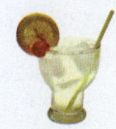
- 吃冷饮不仅耗气,而且对肠胃不利,导致无法吸收营养。

不同职业饮食宜忌

高温工作者

在高温环境下工作的人们,每日都要面临高温的考验,这是由工作性质决定的,也是该职业的一大特性。在此情况下,高温工作者们必须注意补充营养物质,提高自身抵抗力,而食补食疗则是补充营养的科学有效的方法。

常见症状表现

◎ 营养缺乏、食欲缺乏、浑身乏力。

◎ 头昏目眩、中暑、水、盐代谢紊乱。

饮食原则须知

◎ 宜充分补充水和盐分。在高温下,人体会大量出汗,极易因缺乏水和盐分而引起水盐代谢失衡,因此平时应多喝水,并喝些营养丰富的汤来补充营养和盐分。

◎ 日常要多食用蔬菜、水果。

避免日常陷阱

◎ 忌盲目服用温热性补品,以免加剧热在体内的蓄积,诱发重疾。

◎ 忌饮冰冻饮料,以免刺激肠胃,诱发肠道疾病。

高温工作者多吃宜吃的食物

猪瘦肉、牛奶、鸡蛋、虾皮、水果、蔬菜、银耳、薏米、绿豆、豆制品等。

猪瘦肉
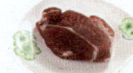
- 猪瘦肉含有较为丰富的蛋白质。
- 容易消化。

绿 豆
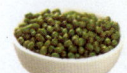
- 清热解毒,消暑解渴。
- 能及时补充水分和矿物质。

椰 子
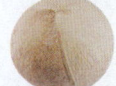
- 清热利尿、解渴。

虾 皮
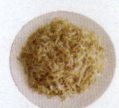
- 含钙量丰富。
- 具有镇定作用,可缓解神经衰弱。

高温工作者远离忌吃的食物

冰冻西瓜、冷饮、冷藏后的粥、冰淇淋、辣椒、咖啡、红糖、咸肉等。

冷 饮
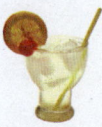
- 容易引起胃部不适。
- 容易导致食欲缺乏。
- 容易引发腹泻、腹痛。

不同职业饮食宜忌

低温工作者

通常情况下,低温环境是指10℃以下的工作、生活环境,如寒带、冷库作业等。低温环境对营养的摄取有其特殊要求,如果不及时补充身体所需,必然会引发多种疾病。为此,低温工作者要积极调整饮食,有针对性地选择食物。

常见症状表现

◎ 皮肤比较干燥,甚至会出现皮肤皲裂的现象。

◎ 关节有不适感。

饮食原则须知

◎ 食盐的推荐摄入量为每人每日不超过6克。

◎ 应该经常调配膳食,保证蛋白质、维生素的摄入。

◎ 注意适量补充钙和钠,因为在寒冷地区的作业者体内容易缺乏这两种营养素。

避免日常陷阱

◎ 忌食用冷饭冷菜。

◎ 忌空腹工作。空腹时,人体对寒冷更为敏感,低温工作者受工作环境的限制,很容易被寒冷所伤。

低温工作者多吃宜吃的食物

　　黄豆、大米、羊肉、牛肉、鸡肉、大葱、辣椒、生姜、西红柿、菠菜、芹菜、莴苣等。

大　葱
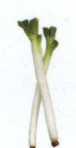
- 可使食物的淀粉及糖质变为热量，恢复体力。
- 促进人体血液循环，抵抗寒冷。
- 增进食欲。

羊　肉

- 补肾健胃。
- 含有优质蛋白质，并易于消化。
- 可增强人体能量，有效抗寒。

生　姜
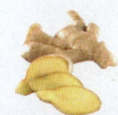
- 低温工作者日常可以常吃一些生姜，或者喝生姜熬的汤，可有效抗寒。

低温工作者远离忌吃的食物

　　烧烤食品、油炸食品、冷饮、冰淇淋、烧烤、炸鸡等。

烧烤食品
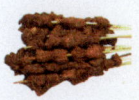
- 不易消化。
- 食后易破坏食物中的维生素。

不同职业饮食宜忌

运动量偏大者

运动与体力劳动属于不同的范畴，两者存在较大的差异。从事运动行业的人们每日的运动量较常人大许多，能量消耗也比常人大很多，这就要求他们合理安排活动时间，调整运动量，并通过饮食为身体补充能量与营养。

常见症状表现

◎ 精神不振、食欲欠佳。
◎ 身体机能疲乏、协调能力下降。

饮食原则须知

◎ 宜经常补充水分。在运动的过程中，会有大量的汗液排出，只有多多补充水分，才能避免破坏体内的体液平衡。
◎ 适当注意补充盐分。

避免日常陷阱

◎ 进行大运动量前，饮食忌过饱，饮食后也忌立即运动。
◎ 忌以运动型饮料完全代替水。相对于运动型饮料来说，水对运动量较大的人具有不可替代的作用。

运动量偏大者多吃宜吃的食物

豆腐、芝麻、花生、核桃、小麦、玉米、荠菜、紫菜、海带、猪瘦肉等。

小 麦
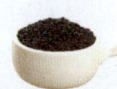
- 止渴益肾。
- 热量非常高,可以强健气力。

芝 麻
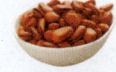
- 富含丰富的B族维生素,可有效降低身体疲乏感。

松 子
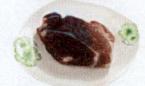
- 强壮筋骨、消除疲劳。

猪瘦肉
- 刺激胃液分泌,增加食欲。
- 富含维生素和无机盐。

运动量偏大者远离忌吃的食物

香蕉、巧克力、酒类、咖啡、碳酸饮料、茶等。

香 蕉
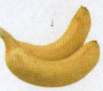
- 运动时食用,易引起胀气。

巧克力
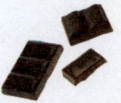
- 含糖多,转化成脂肪后会消耗氧气,降低运动能力。

不同职业饮食宜忌

熬夜加班者

通常情况下,夜间是人体的生理休息时间,以缓解一天的疲劳。但对于熬夜加班者来说,由于工作性质所限,长期夜间工作导致肾上腺皮质激素和生长素都无法正常分泌,而这会影响健康。若注重饮食调理,则可适当降低熬夜造成的危害。

常见症状表现

◎ 思维迟钝、判断力下降、消化不良。
◎ 协调力下降、食欲减退、免疫力下降。

饮食原则须知

◎ 为了保持基本的体力,一日三餐的总热量要安排好。可以食用天冬、黄豆、鸽子蛋等食材做的药膳,能有效缓解疲劳,补充精力。

避免日常陷阱

◎ 忌酒。当人体内酒精含量超标时,就会造成身体水肿。而熬夜的人,体质相对白天已有所下降,喝酒对身体的伤害会更大。
◎ 忌服用提神口服液,会产生依赖性。

熬夜加班者多吃宜吃的食物

人参、天冬、鸡蛋、鸡肝、牛奶、黄豆、花生、黑米、小麦胚芽、香菇、菠菜、胡萝卜等。

黑 米

- 含有极为丰富的维生素,可开胃益中,健脾护肝。

胡萝卜
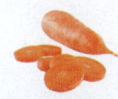
- 含有可以有效缓解视觉疲劳的营养素——维生素A原。

哈密瓜
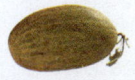
- 哈密瓜具有消除疲劳的作用,经常熬夜加班的人可以多吃一些哈密瓜。

熬夜加班者远离忌吃的食物

碳酸饮料、浓茶、咖啡、甜点、膨化食品、油炸食品等。

甜 点
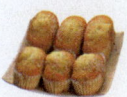
- 含糖高,易引起肥胖。
- 消耗体内大量B族维生素。

膨化食品
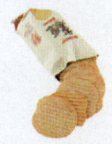
- 不易消化,会加重肠胃负担。

不同职业饮食宜忌

久坐族

随着知识经济的发展,坐着工作的人越来越多。虽然坐着工作比较舒服,但对于健康却并没有好处。所以,专家提醒久坐的工作者们,平时一定要注意多参加运动,并配合饮食调养,以便将久坐带来的健康问题降到最小。

常见症状表现

◎ 便秘、消化不良、腹胀、痔疮。
◎ 心脏功能减退。

饮食原则须知

◎ 宜多喝水,多吃容易消化和富含膳食纤维的食物,以防止肠道因干燥和废物堆积而发生便秘。
◎ 宜按时就餐和不偏食。两餐之间的间隔,一般是4～5小时,如果间隔时间过长,容易感到饥饿;如果间隔时间太短,消化器官得不到休息,就不易恢复功能。

避免日常陷阱

◎ 忌吃高脂肪食物。
◎ 忌食辛辣刺激性食物。

久坐族多吃宜吃的食物

甘薯、燕麦、糙米、小米、芝麻、蜂蜜、芹菜、花生油、胡桃、香蕉、松子等。

甘 薯
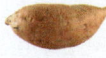
- 可缓解便秘。
- 有助于消化。

芹 菜
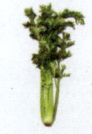
- 清热解毒、促进消化。
- 有助于促进胃肠蠕动。

小 米
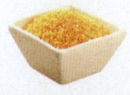
- 小米具有防癌的作用,另外日常饮食吃些小米可缓解便秘,适合久坐族食用。

久坐族远离忌吃的食物

羊肉、鸡肉、香菜、大蒜、胡椒、花椒、芥末、黄豆、红小豆、豇豆、甘蓝、柠檬等。

黄 豆

- 易引起腹胀。
- 不利于消化。

柠 檬
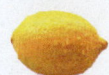
- 易引起胃溃疡。
- 影响消化系统的功能。

不同职业饮食宜忌

久站族

　　工作的活动度大、活动范围较灵活、可在较大的工作区域活动,是站立工作的最大特点。根据工作性质不同,有些站立工作者一站便是8小时,这对身体的伤害程度不比久坐造成的伤害小。所以久站工作者要注意休息,并加强饮食管理。

常见症状表现

◎ 静脉曲张、脚痛、后背疼痛。

◎ 下肢血液循环欠佳导致的水肿。

饮食原则须知

◎ 平时一定要注意饮食的卫生。

◎ 平时应该多吃新鲜蔬菜和水果。

◎ 多吃一些利水排湿的食物,有助消除水肿。

◎ 晚上睡觉可以把双腿略抬高。

避免日常陷阱

◎ 忌经常食用过于坚硬的食物。

◎ 忌经常吃油腻、刺激性食品。

◎ 忌暴饮暴食。暴饮暴食对肠胃不利。

久站族多吃宜吃的食物

薏米、红小豆、冬瓜、土豆、油菜、山楂、金橘、木瓜、鲫鱼、玫瑰花等。

土豆
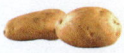
- 补充营养,利水消肿。
- 宽肠通便、美容护肤。

山楂
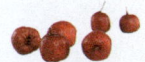
- 活血化瘀。可以缓解腰痛及腿痛。

玫瑰花
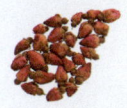
- 玫瑰花具有舒经活血、清热化痰、调理肠胃的功效,久站族日常可以用玫瑰花泡水喝。

久站族远离忌吃的食物

羊肉、肥肉、大蒜、生葱、辣椒、胡椒、酒等。

大蒜
- 大蒜辛辣,食用后易上火。
- 容易引起便秘、痔疮。

酒
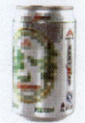
- 易引发上火症状。
- 酒精可抑制大脑功能,出现长时间异常的兴奋。

不同职业饮食宜忌

常接触放射性物质者

放射性物质的最大特点就是看不见、摸不着,人们常常察觉不到放射性物质的存在,然而健康却在不知不觉中受到了损害。正是因为如此,人们将放射性物质比喻成"人类健康的无形杀手"。

常见症状表现

◎ 皮肤病、皮肤溃烂或变色、脱发。
◎ 白细胞数量减少。

饮食原则须知

◎ 宜多吃一些具有清热解毒功效的食物。
◎ 多喝水以加快人体新陈代谢,促进有毒物质排出。
◎ 宜多增加一些运动,有助于排毒。

避免日常陷阱

◎ 忌烟。烟中所含的有害成分会加快有毒物质侵犯人体五脏六腑的速度,进而给人体带来很大的伤害。
◎ 忌食脂肪高的食物,它会促进有毒物质的吸收,故而对人体不良反应很大。

常接触放射性物质者多吃宜吃的食物

银耳、菜花、茄子、扁豆、黄瓜、香蕉、苹果、鱼类、贝类、海带、紫菜等。

海 带
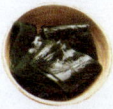
- 含有可以减少放射性物质在人体内聚集的成分——胶质。

银 耳
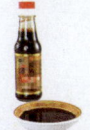
- 清热解毒。
- 具有润肤的作用。

酱 油
- 含有一种抵御γ射线作用的物质。

常接触放射性物质者远离忌吃的食物

动物肝脏、动物肾脏、油炸食品、肥肉等。

动物肝脏
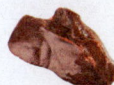
- 含有较多可损害人体的毒素。

油炸食品
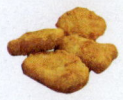
- 不易消化。
- 含有的有毒成分可能损害人体内脏。

肥 肉
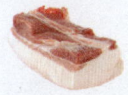
- 肥肉属于高脂肪食物,容易增加身体负担。

不同职业饮食宜忌

与粉尘接触密切者

建筑工作者、煤矿工作者等都必须在粉尘环境中进行工作,粉尘环境中存在大量有害物质,这些物质一旦在体内大量沉积,就会对人体造成无法估量的危害。长期与粉尘接触的人,要通过饮食加以调理,使沉积在体内的有毒物质排出体外。

常见症状表现

◎ 粉尘吸入过多导致的支气管哮喘、支气管炎。
◎ 因接触粉尘而致皮肤粗糙,甚至有皲裂现象。
◎ 粉尘导致的听力下降。

饮食原则须知

◎ 平时要合理安排饮食。这样既可以保证身体所需的营养,又可以避免因为接触粉尘而引发其他疾病。
◎ 进食时注意力要集中,要细嚼慢咽。
◎ 在工作中认真做好防护措施。

避免日常陷阱

忌吃刺激性食物。因为刺激性食物会加重长期与粉尘接触者咽喉炎、肺炎的症状。

与粉尘接触密切者多吃宜吃的食物

猪血、柚子、金橘、黑木耳、莲藕、花生、核桃、栗子、榛子、松子、瓜子、莲子、白果等。

黑木耳
- 具有解毒抗菌的作用。
- 具有养血的功效。

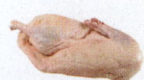

猪 血
- 清热解毒,润肠道。
- 可以辅助肠胃将体内的粉尘物质排出体外。

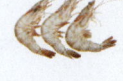

鸭 肉
- 滋阳养胃、清肺补血。

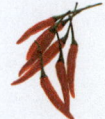

与粉尘接触密切者远离忌吃的食物

辣椒、胡椒、花椒、芥末、墨鱼、虾、羊肉、肥肉等。

虾
- 虾可生痰阻气、不利于顺气,与粉尘接触密切者尽量少吃虾。

辣 椒
- 对喉咙具有极大的刺激性,容易导致咽喉出现炎症。

特殊人群饮食宜忌

孕　妇

女性怀孕后，其生理机能便发生重大变化。如果不注意孕期饮食，导致饮食营养不合理，就会影响胎儿发育，严重者还可导致流产、早产、难产、胎死腹中等危险。孕妇可以按孕早期、孕中期、孕晚期三个阶段调整饮食。

常见症状表现

孕早期：恶心、呕吐。
孕中期：白带增多、腹部逐渐隆起、烧心、腰酸背痛。
孕晚期：体重逐渐增长、腹部隆起速度加快。

饮食原则须知

◎ 确保科学全面合理的营养供给。
◎ 若孕妇出现水肿、高血压等症状，宜采用少盐、无盐或利尿的饮食。

避免日常陷阱

◎ 忌食难以消化的食物。
◎ 忌吃饭时喝汤、喝饮料及吃油腻食物。
◎ 忌暴饮暴食，忌烟酒。

孕妇多吃宜吃的食物

豆腐、牛奶、鸡蛋、鸡肉、鸭肉、栗子、生姜、莲藕、草莓、糯米、鲤鱼等。

生 姜
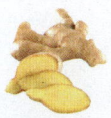
● 生姜可温中止吐、缓解早孕反应特别适宜孕早期的女性食用。

鸡 蛋
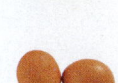
● 鸡蛋具有增强免疫力、滋阴润燥、保肝养血的作用,怀孕的女性可每日食用1~2个鸡蛋。

牛 奶
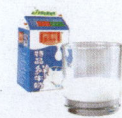
● 牛奶具有补钙的作用,而且还有助于睡眠,孕期女性可每日在睡前喝一杯牛奶。

孕妇远离忌吃的食物

益母草、咖啡、芥末、土豆、螃蟹、咸鱼、油条、高脂肪食物、高蛋白质食物等。

螃 蟹
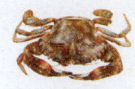
● 螃蟹性寒,有小毒,有滑胎的作用,食用后易导致流产。

咖 啡
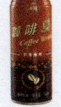
● 食后可增加流产、早产的概率。

特殊人群饮食宜忌

产　妇

产褥期女性由于产后失血,元气大亏,加之又要哺乳,故应补充大量营养,促进自身身体早日恢复健康,同时也有利于婴儿的生长发育,正如民间素有的"产后宜补"的说法。由于每个人的体质不同,产妇进补的方式、分量也会有所不同。

常见症状表现

◎ 便秘、腹痛、食欲不佳、虚弱、产后出血。
◎ 水肿、乳汁不足、恶露不净或不下。

饮食原则须知

◎ 宜吃具有催乳作用及可使乳汁增多的食物,如小米粥、麦粉糊等。
◎ 为保证母乳充足,产妇可在产后适当时间喝鸡汤进补。
◎ 宜补充足够的水分。还应养成少食多餐的饮食习惯。
◎ 刚分娩时,最好吃流质或半流质的食物。

避免日常陷阱

◎ 忌马上节食减肥;忌喝高脂肪的浓汤。
◎ 忌吃温燥食物。

产妇多吃宜吃的食物

生姜、猪蹄、猪肝、猪血、红枣、当归、红糖、莲藕、豆芽、莴苣、黑木耳、红小豆、花生、芝麻、牡蛎、鲫鱼、海带、米酒等。

生 姜

- 清热解毒、健胃消食。

红 糖

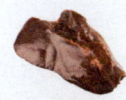

- 属于温补食品,可快速补充体力。
- 益气养血。

猪 肝

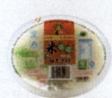

- 富含丰富的铁,可预防贫血。

米 酒

- 米酒口感甘醇,可同各种美味食材搭配食用,而且还有补血行气的功效,对产后的新妈妈有一定的滋补作用。

产妇远离忌吃的食物

柴胡、神曲、山栀、麦芽、花椒、蒜、辣椒、胡椒、茴香、韭菜、巧克力、白酒等。

白 酒

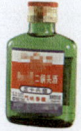

- 乳汁中的酒精会影响宝宝的发育。
- 饮酒会导致乳汁减少。

适宜补充的营养素：蛋白质、维生素

乳汁里含有蛋白质。如果在产后仅摄入少量的蛋白质，产妇就可能出现负氮平衡。所以，为了保证乳汁中蛋白质的含量，应保证在每日蛋白质摄入量的基础上再增加25克。

维生素是维持人体正常代谢和生理功能所必需的物质，存在于很多食物中，人体不能自行合成。因此，为了婴儿能健康成长，产妇应该通过饮食补充各种维生素，需在每日维生素摄入量的基础上增加1倍以上。

对症偏方推荐

通草猪骨汤

配方 通草6～9克，猪骨500克。

做法及用法 猪骨洗净，与通草一同入锅中熬成汤即可饮汤吃肉。

功效 适用于产后缺乳。

老丝瓜方

配方 老丝瓜适量。

做法及用法 老丝瓜阴干，烧灰研成细末，每日1汤匙，用黄酒送服。

功效 适用于产后缺乳。

对症食谱推荐

酸甜带鱼

材料 带鱼500克，蒜片100克，鸡蛋1个（取清），香菜叶少许。

调料 红糖、醋、料酒、盐、干淀粉各适量。

做法 ① 带鱼洗净，切段，加盐、料酒拌匀，腌制15分钟；干淀粉与蛋清混匀，将带鱼段放入挂糊。

② 烧热油锅，入已经腌制好的带鱼段，煎至两面金黄，盛出，备用。

③ 锅留底油，入蒜片爆香，放入红糖和醋调味，入煎好的带鱼段翻炒均匀，再加适量的料酒炒匀，待收汁出锅装盘撒上香菜叶即可。

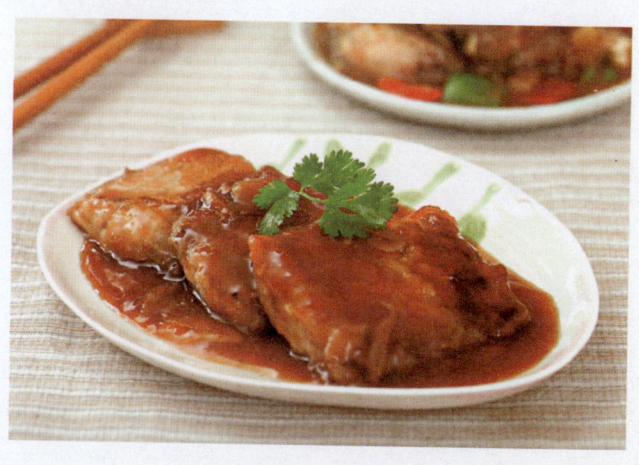

特殊人群饮食宜忌

婴幼儿

每位家长都希望自己的孩子能够健康成长、头脑聪慧,婴幼儿处在身体快速发育期,这就要求家长们要注重孩子的饮食营养,避开不利于健康的饮食。另外,还要让孩子养成良好的生活习惯,加强体育锻炼,让生活更加有规律。

常见症状表现

新生儿期: 身体增长迅速、患病时反应较差。

婴儿期: 发育迅速、脏腑娇嫩。

幼儿期: 生长发育更快了、体型发生较大变化。

饮食原则须知

平时宜补充富含β胡萝卜素、B族维生素、维生素C以及维生素E的食物等。

避免日常陷阱

◎ 忌食辛辣刺激性食物。

◎ 忌多吃寒凉食物,否则会损伤宝宝的脾胃,影响其健康。

◎ 少吃糖分较高的甜食。少吃零食,尤其是饭前。

婴幼儿多吃宜吃的食物

新生儿期: 母乳、配方奶。

婴儿期: 母乳、配方奶及果蔬汁等。

幼儿期: 鸡蛋、豆腐等。

豆腐

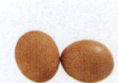

- 易于嚼食。
- 含钙量丰富,可促进儿童骨骼发育。

鸡蛋

- 促进身体发育,有益神经系统,健脑益智。

婴幼儿远离忌吃的食物

新生儿期: 除母乳或配方奶以外的任何食物。

婴儿期: 盐、味精、蜂蜜等。

幼儿期: 冷饮、咸鱼等。

蜂蜜

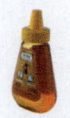

- 不易于消化。
- 所含的菌类易导致1岁以内的宝宝中毒。

酸奶

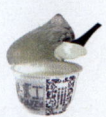

- 1岁以内的宝宝不能喝酸奶,因为此阶段的宝宝胃肠道发育尚不完全,不能够消化吸收。

特殊人群饮食宜忌

老年人

老年人会出现生理机能减退,腺体分泌功能下降的情况,而且其脏腑功能、气血生化等也均有不同程度的变化。所以,老年人应根据自己的身体状况,选择适合自己的养生饮食,以增强对疾病的抵抗能力,延缓衰老,延年益寿。

常见症状表现

◎ 食欲减退、消化能力下降。

◎ 咀嚼能力变差、胃肠蠕动变得缓慢。

饮食原则须知

◎ 宜用蒸、炖、煮等方式烹制食物,以便于咀嚼、吞咽、消化,提高机体对食物的吸收率。

◎ 食物宜粗细搭配。

◎ 遵守少食多餐的原则,保证营养供给。在一日三餐的基础上,上午、下午各增加一次进食。

避免日常陷阱

◎ 忌吃得太过精细,长期吃素。

◎ 忌吃饭速度过快。吃饭太快可能会导致肠胃疾病。

老年人多吃宜吃的食物

蜂蜜、牛奶、豆浆、薏米、荞麦、猪瘦肉、牛肉、黑木耳、西红柿、香蕉、西瓜、香瓜等。

牛 奶
- 含钙量丰富。
- 有效缓解骨质疏松。

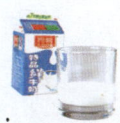

荞 麦
- 所含的膳食纤维可促进肠道蠕动。
- 预防便秘。

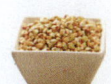

燕 麦
- 降低血糖、预防便秘。

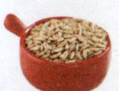

老年人远离忌吃的食物

酱油及各种酱菜、猪脑、猪肝、猪血、甜点、冷饮、方便面、油茶面等。

猪 血
- 猪血的胆固醇含量较高,不适宜老年人食用。

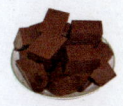

甜 点
- 含糖量较高,多吃会导致血糖升高,还会引发肥胖、动脉粥样硬化等老年人常见病。

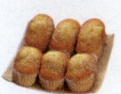

美白淡斑

爱美达人饮食宜忌

导致色斑产生的原因较多，如内脏功能失调、内分泌失调、遗传因素、药物因素（如长期服用避孕药、减肥药等）、紫外线照射、外伤性因素等。化妆不如食补，在食疗方面，建议多吃具有祛斑美白功效的食物。

常见症状表现

◎ 肤色无华、肌肤黝黑。

◎ 斑点丛生、斑点面积逐渐扩大。

饮食原则须知

◎ 宜多喝水。

◎ 宜多吃含有维生素C的食物，该营养素能起到美白祛斑的作用。

避免日常陷阱

◎ 不宜过食酸性食物。因为酸性食物会造成色素沉积。

◎ 夏季尽量要避免10:00~14:00这段时间出去，因为这段时间的阳光最强、紫外线最具威力，对肌肤的伤害最大。

美白淡斑需多吃宜吃的食物

牛奶、蜂蜜、西红柿、黄瓜、南瓜、猕猴桃、芦荟、黄豆等。

西红柿
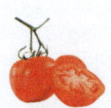
- 含有的番茄红素可以有效抑制黑色素的生成。

黄瓜
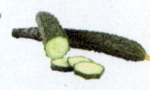
- 富含多种维生素,有助于美白和润泽肌肤。
- 抗衰老,祛除色斑。

樱桃
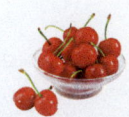
- 樱桃具有美白皮肤、祛皱消斑的作用,经常食用对美白淡斑很有好处。

美白淡斑应远离忌吃的食物

牛肉、羊肉、猪肉、动物内脏、鸡肉、鸭肉、胡萝卜、芹菜、木瓜、咖啡、碳酸饮料等。

鸭肉
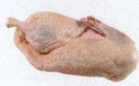
- 含有容易形成黑素的成分——酪氨酸、苯丙氨酸。

碳酸饮料
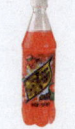
- 容易导致色斑的生成。

美颜润肤

当外邪侵犯人体时，五脏六腑失调，面部所受的影响最大。因此，要想美颜润肤，不能单方面地去解决肌肤表面的问题，更要关注身体的健康，即恢复脏腑功能。这样才能使肌肤重现美丽与润泽。

常见症状表现

◎ 面色暗淡、皮肤萎黄。

◎ 皮肤粗糙、皮肤干燥。

饮食原则须知

◎ 多食用富含抗氧化剂、维生素和膳食纤维的蔬菜及水果。

◎ 宜多饮水。饮水能使肌肤组织的细胞水量充足，使肌肤有弹性，让皮肤水嫩。

◎ 早晨醒来空腹喝杯水最有益健康，加片柠檬，更对肌肤起到美容作用。

避免日常陷阱

◎ 尽量不吃刺激性较强和油腻的食物。

◎ 忌暴饮暴食、挑食或摄入营养不均衡。

美颜润肤需多吃宜吃的食物

西红柿、豌豆、甘薯、草莓、苹果、西瓜、三文鱼、海带、豆浆、牛奶、蜂蜜等。

三文鱼
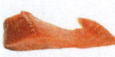
- 滋养肌肤。
- 可使皮肤细腻而富有光泽。

蜂 蜜
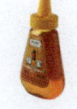
- 减少皱纹,防治粉刺。
- 减少色素沉着。
- 润肠解毒。

黄 瓜
- 黄瓜富含水分和维生素C,具有抗衰老、美容润肤的作用,凉拌、煮汤均可,还可以直接用来敷脸。

美颜润肤应远离忌吃的食物

肥肉、动物油、油炸食品、香椿、韭菜、虾等。

肥 肉
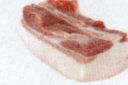
- 肥肉含脂肪较高,饮食中如果吃太多肥肉易导致皮肤出油。

虾
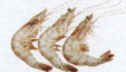
- 虾为发物,食后容易过敏。

爱美达人饮食宜忌

亮眼明眸

眼睛与工作、学习以及一切日常生活密切相关，而且还会在一定程度上影响面容整体的美观程度。那么，怎么才能让眼睛远离疾患、保持明亮呢？除了科学用眼外，还要注意科学合理的饮食调养，避免食用不利于眼睛健康的食物。

常见症状表现

◎ 视力下降、眼睛疲劳。
◎ 眼睛疼痛、眼睛发涩。

饮食原则须知

◎ 多喝水，补充水分可改善眼睛黏膜干涩状态。
◎ 眼睛疲劳时，宜注意饮食和营养的平衡。
◎ 补钙要充足，还要适量进食富含维生素A和维生素B_2的食物。

避免日常陷阱

◎ 忌食辛辣刺激性食物。
◎ 少吃烧煮过度的蛋白食物，会减少近视的发生。
◎ 忌盲目使用眼药水。

亮眼明眸需多吃宜吃的食物

猪肝、鸡肝、羊肝、胡萝卜、苋菜、菠菜、韭菜、青椒、菜花、小白菜、橘子、杏、柿子、鲜枣、芝麻酱、牛奶等。

草 莓
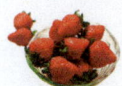
- 保护视力,保养肝脏。

牛 奶
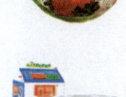
- 牛奶含钙丰富,可改善眼疲劳,保护视力。

胡萝卜
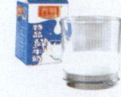
- 益肝明目。
- 含有丰富的维生素A,可保护眼睛。

猪 肝
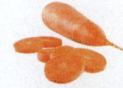
- 猪肝是养肝的食补佳品,能起到补肝养肝明目的作用。鸡肝、羊肝等动物类肝脏有相同效果。

亮眼明眸应远离忌吃的食物

辣椒、咖喱、芥末、大蒜、大葱、甜点等。

甜 点
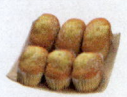
- 可造成钙的流失。
- 消耗人体内的B族维生素。

爱美达人饮食宜忌

美胸丰胸

每位女性都想拥有傲人的胸部,然而,胸部太小、太平往往令许多女性异常烦恼。此外,产后哺喂母乳、重病等因素,也会导致胸部松弛、胸部变小或变难看。平时应注意做丰胸体操,食用有助于美胸丰胸的食物。

常见症状表现

胸部过小,胸部下垂,乳房萎缩或松弛。

饮食原则须知

◎ 宜多饮水。多饮水对丰满乳房有一定作用。

◎ 宜多吃含铬多的食物。因为铬元素是一种活性很强的物质,它能促进葡萄糖的吸收并在乳房等部位转化为脂肪,促使乳房更加坚挺丰满。

◎ 多参加体育锻炼,特别是加强胸部肌肉的锻炼,也有助于乳房的健美。

避免日常陷阱

忌节食。乳房内除了腺体,还有脂肪组织,盲目地节食减肥会导致乳房扁平下垂。

美胸丰胸需多吃宜吃的食物

鱼肉、黄豆、花生、杏仁、桃仁、芝麻、橙子、葡萄、西红柿、芹菜、牛奶、猪蹄、木瓜等。

黄豆
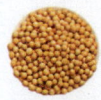
- 黄豆含有的异黄酮可刺激雌激素的分泌,达到丰胸效果。

橙子
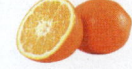
- 含有的维生素C可确保胸部不变形。
- 增强机体的免疫功能。

木瓜
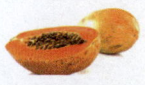
- 木瓜具有丰乳健胸的作用,想要美胸的女性日常可能多食用木瓜。

美胸丰胸应远离忌吃的食物

冰淇淋、冷饮、奶油蛋糕、各类糖果、碳酸饮料、酒等。

冰淇淋
- 刺激子宫和卵巢。
- 抑制雌激素分泌,不利于丰胸。

各类糖果
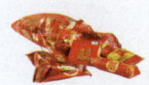
- 热量较高。
- 食后会增加患乳腺肿瘤的可能。

爱美达人饮食宜忌

减肥瘦身

肥胖是困扰人们已久的问题。因为肥胖不仅会影响人的形体美,还会影响人行动的敏捷度,严重的甚至会危害到人的身体健康,导致高血压、高血脂、糖尿病等疾病。肥胖者平时应多吃一些有利于减肥瘦身的食物。

常见症状表现

◎食量偏大、水果吃得很少。

◎体重超过标准体重的20%以上。

饮食原则须知

◎早上必须吃早饭,午饭宜吃饱、晚饭宜吃少。

◎宜控制盐分的摄入,否则会损害健康。

◎多吃富含镁与钙的食物,因为镁、钙有助对抗紧张,并对消化有益,可防止脂肪过多储存。

避免日常陷阱

◎忌胡乱服用减肥药。

◎尽可能少吃热量高、糖分多及油炸类的食物,如西餐的汉堡、薯条、甜点等。

减肥瘦身需多吃宜吃的食物

黄豆、红小豆、香蕉、木瓜、圆白菜、西红柿、牛瘦肉等。

黄 豆
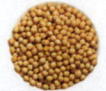
- 其含有的缩胆囊素可以控制食欲。
- 可增加饱腹感。

西红柿
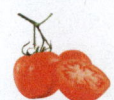
- 含有丰富的维生素和多种矿物质,且所含热量较低。

黄 瓜
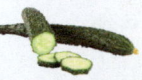
- 黄瓜中所含的丙醇二酸可抑制糖类物质转变为脂肪。

减肥瘦身应远离忌吃的食物

烤肉、汉堡、带馅面包、咖啡、薯条、比萨、甜点、油炸食品等。

咖 啡
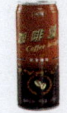
- 由于加糖、加奶的咖啡热量较高,平时尽量少喝此类咖啡。

甜 点
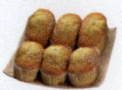
- 脂肪含量高。
- 热量较高。

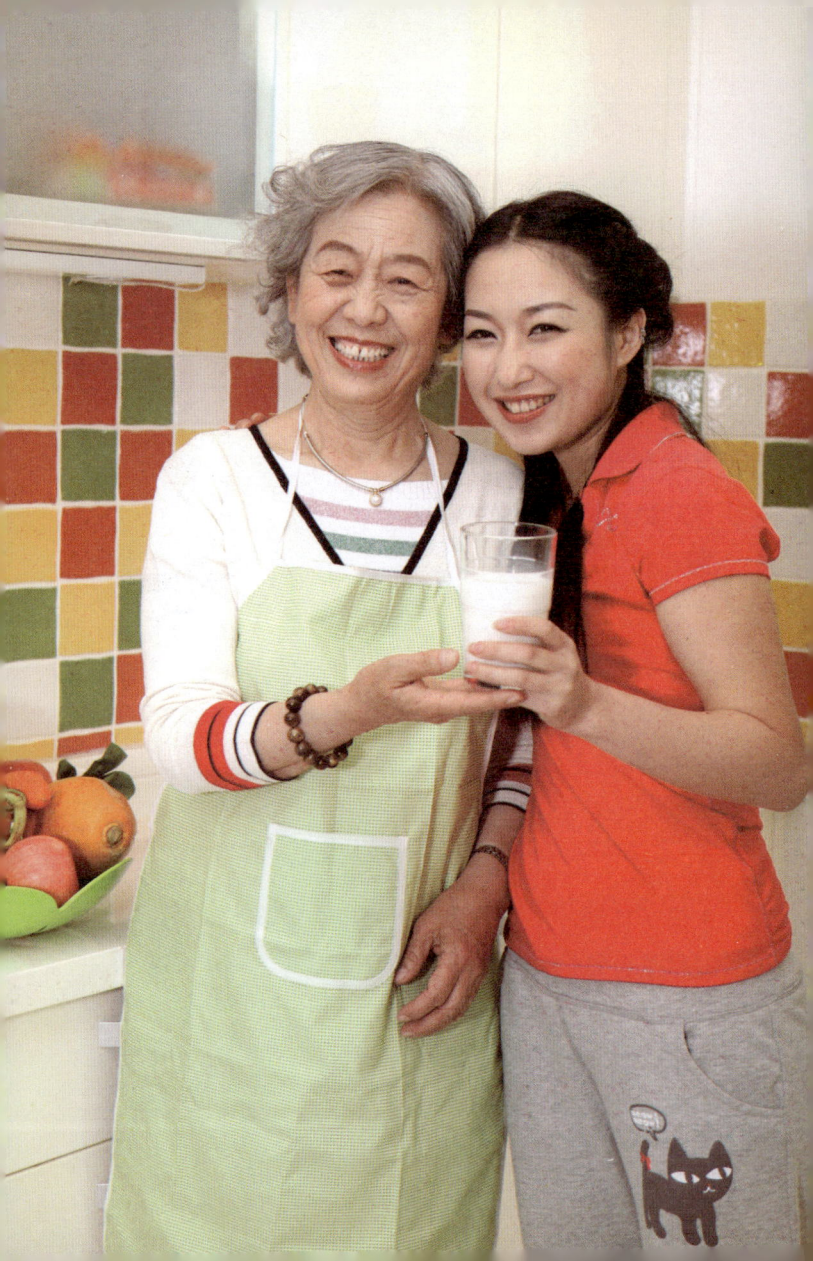

Part 4

日常养生与饮食的宜与忌

本章从中医学中提炼出了饮食宜忌的精华,详细介绍了不同养生功效的宜忌,希望人们通过学习这一章的知识,在生活中通过饮食有效改善自身的身体素质。

传统养生的饮食宜忌

清热解表

中医所说的热证可分为表热证和里热证两种。表热证的特点是发热，但时有恶寒；里热证是由外邪内传入里化热或因内郁热所致的综合征。在日常饮食中，食物有温、热、寒、凉的区别，平时可以针对不同的热证，选择合适的食物。

常见症状表现

表热证：头痛、脉浮数、发热、微恶风寒、有汗、口干、微渴、舌边、舌尖红赤。

里热证：身热汗多、口渴欲饮、心烦口苦、舌红苔黄。

饮食原则须知

◎ 解表类食物在解热、消炎方面有一定的作用，因此当体温过高及感染扩散时宜用解表类食物加以控制。

◎ 运动是健身发汗的最佳良方，它能解表去邪、消热止痛及预防多种疾病。

避免日常陷阱

◎ 清热类食物多性寒凉，不宜多服久服。

◎ 患有表证时，应避免食用杏、乌梅等酸涩食物。

清热解表需多吃宜吃的食物

表热证：葱、香菜、胡椒等。

里热证：绿豆、莲子、苦瓜、莲藕、金银花等。

苦 瓜
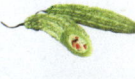
- 苦瓜具有清心明目、祛除邪热、润脾补肾的功效，适宜里热症者食用。

香 菜
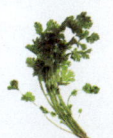
- 香菜具有清热解毒、健脾消食、发汗解表，适宜表热证者食用。

莲 藕
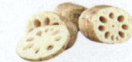
- 莲藕具有清热血的功效。

金银花
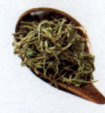
- 金银花具有清热解表的作用，可作冷饮或凉茶来饮用。

清热解表应远离忌吃的食物

表热证：白萝卜、冬瓜等。

里热证：桂圆、生姜、红茶、辣椒、酒等。

桂 圆
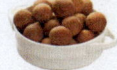
- 多食易上火，发热患者忌食。

辣 椒
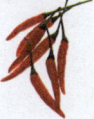
- 食后易上火。

传统养生的饮食宜忌

生津润燥

津液是指除了血以外的所有体液，是脾脏将水的精华气化而成的。营养不良、不卫生的饮食、脾胃异常、津液的过量消耗与排出，都会造成津液的不足。食用生津润燥的食物，可有效改善因津液不足导致的口干、便秘等症状。

常见症状表现

◎ 便秘、肌肤松弛、毛发失去光泽。
◎ 口腔、喉咙、鼻腔干燥。

饮食原则须知

◎ 新鲜蔬果含有丰富的水分，能为人体补充津液。
◎ 宜常服蜂蜜。蜂蜜可润燥，能有效预防便秘。
◎ 可常吃养胃生津的养生粥，对脾胃功能较弱者有很好的调养效果。

避免日常陷阱

◎ 忌食难以消化吸收的食物，补养身体时要根据自己的体质进行选择。
◎ 忌食辛辣刺激的食物。

生津润燥需多吃宜吃的食物

菠萝、山楂、苹果、猕猴桃、梨、鸭肉、甲鱼、黑鱼、螃蟹、海参、蛤蜊、豆腐等。

苹 果
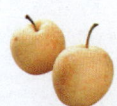
- 苹果具有润肠通便、补脑养血、滋养肌肤的功效,平时常吃苹果,有助于生津润燥。

梨
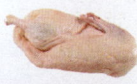
- 清热降火、滋阴润肺、生津止咳。

鸭 肉
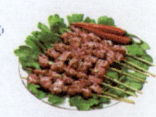
- 养胃生津,利水消肿。

生津润燥应远离忌吃的食物

葱、姜、蒜、辣椒、酒、烤羊肉串、油炸面包圈等。

烤羊肉串
- 容易上火。
- 不易消化。
- 容易导致口干舌燥。

酒
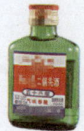
- 饮酒容易造成口干,导致口腔津液分泌不足。

传统养生的饮食宜忌

益气补血

中医认为，人是由气、血、津液等基本物质构成的，气在人体中不断运动，能够为人体提供活力和能量。血在人体中担任着运输养分的重要作用。只有通过运动、食疗等方式将气血调理顺畅，才能达到养生保健的目的。

常见症状表现

◎ 眼睛无神、皮肤粗糙、没光泽、手心爱出汗或手冰冷。
◎ 头发干枯、开叉、脱落、入睡困难、易惊、易醒。

饮食原则须知

◎ 平衡营养，全面摄取营养成分。
◎ 多吃具有益气和补血功效的食物。
◎ 进食富含维生素A和维生素C的食物。
◎ 保持良好的睡眠，要做到起居有时、娱乐有度、劳逸结合。

避免日常陷阱

氯霉素、西咪替丁、保泰松等药物会抑制人体的生血功能，因此，应尽量避免服用此类药物。

益气补血需多吃宜吃的食物

党参、黄芪、白术、山药、当归、熟地黄、阿胶、何首乌、枸杞子、蛋黄、橘子、猕猴桃、红枣、动物肝脏、乌骨鸡、排骨等。

党　参
- 益气生津、补血顺气。

当　归
- 当归具有补血益气、通经活络、滋阴活血的功效。

红　枣
- 红枣可补气血，健脾胃，用红枣熬粥对于气血不足、贫血、慢性肝炎、营养不良有较好的改善作用。

糯　米
- 补虚、补血、健脾暖胃。

益气补血应远离忌吃的食物

咖啡、白酒、浓茶、肥肉、辣椒、胡椒、芥末、咖喱等。

咖　啡
- 食后会使人的大脑神经兴奋过度。
- 易致手脚变凉。

传统养生的饮食宜忌

滋阴壮阳

古人认为,阴阳是两种相对的事物,彼此相互依存、相互为用、此消彼长。同样,人体的各个部位,脏腑、经络等都可用阴阳分划属性。当人体内的阴阳失衡时,就会发生相应的病理变化,这时候就需要用饮食来调理阴阳,使之达到平衡。

常见症状表现

阴虚: 五心烦热、神烦气粗、尿黄便干、体质虚衰。

阳虚: 畏寒怕冷、四肢不温、精神不振、脉象沉细。

饮食原则须知

◎ 一定要弄清自身体质后再进补。

◎ 滋补宜恰到好处,避免大补。

◎ 养肾多在冬天为最好。

避免日常陷阱

◎ 具有补阳功效的食物大多较温燥,凡阴虚火旺及发热者应忌食。

◎ 阳虚者平时要忌食过于寒凉的食物,少吃辛辣刺激及黏腻的食物。

滋阴壮阳需多吃宜吃的食物

阴虚：玉竹、枸杞子等。

阳虚：羊腰、羊肉、大虾、海参、韭菜、芝麻、核桃等。

玉 竹

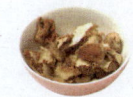

● 玉竹具有滋阴润肺、除热止渴、补中益气的功效，日常可以通过进食玉竹来滋阴壮阳。

海 参

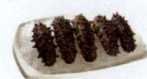

● 海参具有补肾壮阳的功效。

韭 菜

● 韭菜可补肾壮阳。

滋阴壮阳应远离忌吃的食物

阴虚：酒、辣椒油、胡椒、花椒、芥末、咖喱等。

阳虚：螃蟹、梨、猕猴桃等。

咖 喱

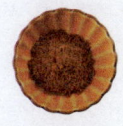

● 咖喱味辛辣，容易引起上火症状，不适合阴虚火旺者食用。

梨

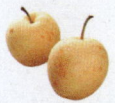

● 梨性质偏寒，有助湿祛痰的功效，不适合阳虚畏寒者食用。

传统养生的饮食宜忌

健脾开胃

脾能将饮食化成精微,并将其传送到全身各个部位;胃能吸收水谷精微,并将其运输到心、肺等器官,通过心、肺的作用产生气血,滋养全身各个器官,确保其他器官的正常运行。所以,注意选择适合自己的食物,可以健脾开胃。

常见症状表现

◎ 呕吐、食欲不佳。
◎ 失眠、消化不良。

饮食原则须知

◎ 要养成细嚼慢咽的习惯,以达到易于消化、减轻对胃刺激的目的。
◎ 饮食应有规律,三餐定时、定量,不暴饮暴食。素食为主,荤素搭配。

避免日常陷阱

◎ 忌吃腌制、烟熏及过于油腻的食品。
◎ 忌暴饮暴食。饮食应有规律,三餐定时、定量,以免损伤脾胃。

健脾开胃需多吃宜吃的食物

南瓜、扁豆、红枣、桂圆、核桃、栗子、松子、牛肉、猪肚、鲫鱼、鲈鱼、草鱼、豆腐、五味子等。

南瓜
- 南瓜可保护胃黏膜、有助于消化、消炎解毒。

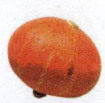

豆腐
- 补益清热、清洁肠胃、易于消化。

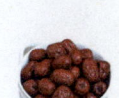

红枣
- 健脾和胃,养血安神。

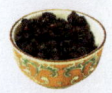

五味子
- 五味子具有补脾益气的功效。用五味子熬粥,适用于脾肺亏虚、纳差食少等。

健脾开胃应远离忌吃的食物

糖果、牡蛎、海带、螃蟹、柿子、西瓜、绿豆、肥猪肉、肥羊肉、鸡皮、鸭肉、冬瓜、苦瓜等。

绿豆
- 绿豆性寒,脾胃虚寒者忌食。

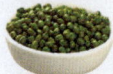

糖果
- 含糖量非常高,易出现饱腹感,进而引起食欲不佳。

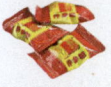

传统养生的饮食宜忌

养心安神

养心安神是指安定神志、蓄养精神,是中医学上用以治疗神志不安的一种方法。神志不安的病症主要与心、肝有密切关系,不同原因所致的心神不安,治法也因之而异。目前,营养学家已研究出养心安神的具体食疗方法。

常见症状表现

◎ 失眠多梦、头晕、精神恍惚、烦躁。
◎ 精神疲惫、怔忡、心神不宁、惊狂。

饮食原则须知

◎ 多食用富含B族维生素的食物,有助于增强神经系统的功能。
◎ 钙、镁并用,为天然的放松剂和镇静剂。
◎ 多按摩心包经上的劳宫穴和肾经上的涌泉穴,具有很好的养心效果。

避免日常陷阱

◎ 晚餐进食不要过饱。
◎ 忌吃油腻、刺激性较强的食物。

养心安神需多吃宜吃的食物

酸枣仁、菊花、人参、西洋参、黄芪、石菖蒲、小米、小麦、燕麦、红枣、芝麻、桂圆、莲子等。

酸枣仁
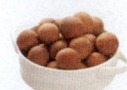
- 养肝宁心。安神敛气。
- 缓解失眠多梦症状。

桂　圆
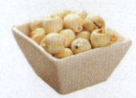
- 补血安神,健脑益智。
- 能够有效改善失眠、健忘等症。

莲　子
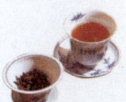
- 养心益肾,补脾润肠。

养心安神应远离忌吃的食物

茶、咖啡、辣椒、胡椒、芥末、咖喱、肥肉等。

茶
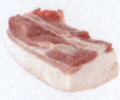
- 可使大脑兴奋。
- 使人心神不安。
- 影响睡眠质量。

肥　肉
- 油腻,不利于消化。
- 晚上食用过多,腹内饱胀,容易影响睡眠。

附录　营养缺乏补给表

症状	补给营养	补给方法
头发干燥、变细、易断、脱发	微量元素、蛋白质、能量、脂肪酸	每日保证主食的摄入。每日保证150克瘦肉，250毫升牛奶、1个鸡蛋，以补充优质蛋白质，同时可增加必需脂肪酸摄入量
夜晚视力降低	维生素A	膳食中的维生素A来源于两部分：一部分是直接来源于动物性食物提供的视黄醇；另一部分来源于富含胡萝卜素的黄绿色蔬菜和水果
鼻子两边发红、光亮，脱皮	锌	大部分食品中含有锌，只要不偏食，缺锌现象就可以得到纠正。也可服用含有锌的多种维生素营养丸
味觉减退	锌	适量增加贝壳类食物，如牡蛎、扇贝等，是补充微量元素锌的有效手段。另外，每日确保1个鸡蛋、150克红色肉类和150克豆类也是补充微量元素锌所必需的
嘴角干裂	烟酸和核黄素（维生素B_2）	核黄素（维生素B_2）在不同食物中含量差异较大。动物肝脏、鸡蛋黄、奶类等含量较为丰富。为此，每周应补充1次（100~150克）猪肝，每日应补充250毫升牛奶和1个鸡蛋
牙龈出血	维生素C	维生素C的食物来源：新鲜的蔬菜和水果，如辣椒、菠菜、西红柿、橘、橙、酸枣；动物性食物，动物肝脏和动物肾脏含有少量的维生素C